Demenz

Angst alt zu werden

Autor: Dr. rer. pol. Salim M. Ali, geb. 1954 in Indien. Studium der Sozial- und Wirtschaftswissenschaften in Deutschland. Seit mehr als vier Jahrzehnten als freiberuflicher Autor und Schriftsteller tätig. Übersetzer und Dolmetscher für mehrere Sprachen. Lehrbeauftragter für die Fächer Mathematik und Englisch bei dem Studienkreis Bochum. Von 1992 bis 2010 Lehrbeauftragter in den Fachbereichen Sozial- und Wirtschaftswissenschaften an der Universität Oldenburg.

Salim M. Ali

Demenz

Angst alt zu werden

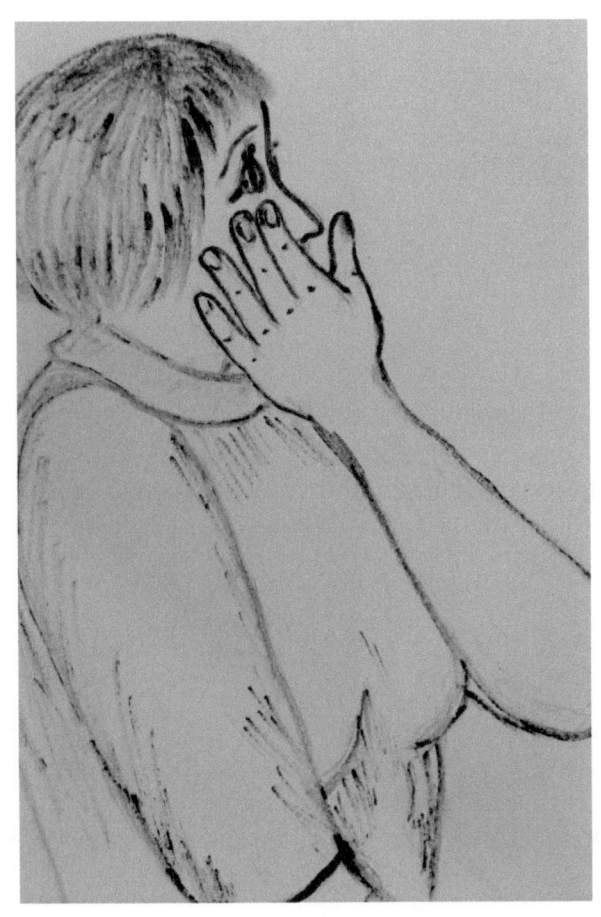

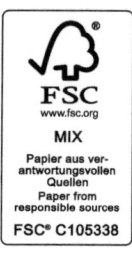

Zeichnungen: Viktoria Ullrich

Danksagung: Viktoria Ullrich für Zeichnungen, Christiane Mües und
Kathrin Müller
für Korrektur lesen und weitere Unterstützungen

ISBN: 978-3-8192-4857-3

Verlag: BoD · Books on Demand GmbH, Überseering 33,
22297 Hamburg, bod@bod.de
Druck: Libri Plureos GmbH, Friedensallee 273,
22763 Hamburg

Inhalt

Vorwort

Die Angaben dieser Untersuchung sind allgemein bekannt und konsensorientiert. Komplizierte Thesen, die dem Leser bzw. der Leserin unverständlich oder verdächtig vorkommen, können durch Recherche im Internet nachgelesen werden. Die verwendete Sprache ist schlicht und einfach, sehr wenig Fremdwörter werden benutzt. Es gibt viele Veröffentlichungen, in denen die Krankheitsbekämpfung beschrieben wird, allerdings sind die meisten dieser Texte in komplizierter Fachsprache verfasst, die vom Volk nicht verstanden werden kann. In diesem Buch wird versucht, die Einzelheiten verständlich zu erklären um rechtzeitig Demenz vorzubeugen.

Der geschlechtsorientierte Artikel wurde je nach Wichtigkeit benutzt. So wurde zum Beispiel der männliche Artikel benutzt, wenn häufig Männer betroffen sind.

Gesundheit besteht aus zwei völlig unterschiedlichen Bereichen – der körperlichen und der mentalen Gesundheit. In dieser empirischen Untersuchung wird versucht, vorwiegend die mentale Gesundheit zur Vorbeugung von Dementia zu behandeln. Psychologische Fachgebiete wie Autismus, posttraumatische Belastungsstörungen, Schizophrenie und so weiter werden hier nicht sonderlich betrachtet.

Vergesslichkeit ist ein begleitendes Symptom für viele ältere Menschen. Sie wurden in der Vergangenheit mit einfachen Haushaltsaufgaben beschäftigt. Aber in den letzten Jahrzehnten hat sich diese Krankheit allmählich zu einer Plage entwickelt und führt zur Ratlosigkeit in der Medizinbranche. Bis in die 70er Jahre des 20. Jahrhunderts wurde eine Krankheit wie Demenz weitgehend ignoriert. Beweise für diese Behauptung sind die Literaturen aus dieser Zeit. Damals wurde der Begriff Demenz als Schwäche des Geistes, versagen von Gemüt oder Schizophrenie verstanden, während andere moderne Krankheiten umfangreich beschrieben wurden.

Wenn ein Schüler wenig Erfolg in der Schule hat, versucht er gewöhnlich die Schuld dafür den Lehrkräften zuzuschieben und tut selber wenig um die Hausaufgaben zu erledigen. Dieses Phänomen ist identisch mit der Schuldverschiebung auf die Ärzte. Ein Lehrer oder eine Lehrerin hat hunderte von Schülern und Schülerinnen Jahr für Jahr zu unterrichten, ebenso muss ein Arzt oder eine Ärztin hunderte von Patienten und Patientinnen behandeln. Hier ist die Rolle der Lehrkräfte und Mediziner identisch - wenn ein Mensch nicht selbst versucht sich gesund zu halten, kann der Arzt oder die Ärztin alleine nicht helfen.

Die hier beschriebenen praxisorientierten und empirischen Untersuchungen können hilfreich sein um langfristig Demenz vorzubeugen. Wenn ein Mensch sich sicher ist, dass zum hohen Alter Demenz als Begleiterscheinung dazu gehört, kann diesem Menschen nicht geholfen werden - er wird an Demenz erkranken, außer wenn er sich rechtzeitig von dieser Wahnvorstellung befreien kann.

Erfolg ist ein kumuliertes Ergebnis zahlreicher kleinerer Leistungen. Die hier erwähnten Einzelheiten sind die kleineren Versuche um Demenz erfolgreich zu entkommen. Bitte lesen Sie einmal diese kleine Schrift mit ein bisschen Geduld durch, welche helfen wird Ihre Angst vor dem Alt werden zu reduzieren.

Demenz – Eine moderne Darstellung

Moderne Wissenschaftler haben festgestellt, dass die Akkumulation von Amyloidfibrillen in verschiedenen Organen wie Gehirn, Leber, Herz, Niere und der Bauchspeicheldrüse, Erkrankungen wie Alzheimer, Parkinson, Demenz und andere Arten von tödlichen Krankheiten verursachen kann. Dies ist bisher ein Aspekt der Demenzerkrankung und basiert auf einer Einbahnstraße der wissenschaftlichen Bestrebung. Als Beispiel kann die Beschwerde von Kopfschmerzen unendlich viele Ursachen haben. Statt die Gründe dafür zu suchen, wird einfach eine Tablette runtergeschluckt und die Sache ist vorübergehend erledigt. Es fehlen vielfältige Untersuchungen und Vorstellungen warum Demenz zustande kommen kann.

Die Amyloidproteine oder das Amyloideiweiß werden selbstständig entwickelt und gehören zu den wichtigsten Teilen des Körpers. Diese Amyloidproteine werden auch von außen geliefert durch Nahrungsmittel tierischer Herkunft und im zunehmenden Alter erhöhen diese Fremdamyloiden die Amyloidplaques in den inneren Organen.

Schätzungsweise bilden etwa 30 Proteine Amyloidfibrillen in Faserstruktur, die sich in den Organen ansammeln. Diese Angaben ändern sich Jahr für Jahr und anhand einiger Behauptungen handelt es sich um zwei Proteine nämlich Beta Amyloid und Tau Protein. Die Amyloiden sind unlöslich, ähnlich wie die Tätowierung auf der Haut. Die wie Weißmehl aussehenden verstreuten Flecken, genannt Plaques, sind beständig gegen alle Enzyme. Keine körperverträglichen Chemikalien können diese unerwünschten Plaques lösen.

Es wird behauptet, dass eine Ansammlung von Amyloiden in den inneren Organen ab dem 60. Lebensjahr möglich werden kann. Als Allesfresser hatte der Mensch im Altertum ein Durchschnittsalter von nur 23 Jahren. Bis dahin konnte der Mensch alles konsumieren, es fand keine Ansammlung von Amyloiden in den inneren Organen statt und er litt auch nicht an einer Demenzerkrankung.

Wie lange diese Behauptung bestehen bleibt, wird sich im Laufe der Zeit zeigen. Sicherlich werden sich diese Angaben weiterhin ändern, sogar neue Thesen zustande kommen, die behaupten, dass Demenz eine andere Ursache hat. Ältere Menschen, besonders ab dem 60. Lebensjahr, sind bedroht von dieser Art Krankheit. Der Ursprung dieser toxischen Proteine ist bekannt und wahlweise unbekannt, weil sich die Forscher nicht einigen können.

Wenn der Mensch älter wird, wird es unendlich viele Arten von Ablagerungen auf der Haut und in den inneren Organen geben. Dies wird durch Ernährung, Wetterbedingung oder vorherige Krankheiten verursacht, so dass die Amyloidfibrillen nicht allein für die Demenzerkrankung verantwortlich gemacht werden können.

Wenn ein defektes technisches Gerät für längere Zeit stillgelegt wird, kann es durch Reparatur wieder in Betrieb genommen werden; ebenso kann eine vernachlässigte Zimmerpflanze, ein todkrankes Tier sowie ein Mensch durch Behandlung wieder gesund gepflegt werden.

Die Zielsetzung dieser Arbeit ist es, Demenz zu bekämpfen und möglichst viele Heilungschancen auszuprobieren.

Globale Demenzbilanz

Demenz ist eine globale Krankheit, aber die Menschen der reichen Länder und Industrieländer mit höherem Einkommen sind anfälliger dafür. Laut dem Bericht der Weltgesundheitsorganisation befinden sich 58% der Demenzkranken in den Entwicklungsländern. Nur 42% der an Demenz Erkrankten leben in den reichen und entwickelten Ländern mit höherem Einkommen. Aber die reichen und entwickelten Länder bilden nur 14% der Weltbevölkerung (<1Mrd). Das bedeutet, dass 42% der Demenzpatienten dieser Minderheit der globalen Einwohner zugeteilt worden sind. Der Grund dafür könnte der übermäßige und der regelmäßige Verzehr von hochwertiger Nahrung tierischer Herkunft sein.

Die bisherigen Empfehlungen der Demenzprävention sind Obst, Gemüse und viele andere Erzeugnisse pflanzlicher Herkunft zu konsumieren und Produkte, die reich an Cholesterin und gesättigten Fettsäuren sind, zu vermeiden. Interessanterweise sind Cholesterin und gesättigte Fettsäuren die Bestandteile von Fleisch und anderen tierischen Produkten.

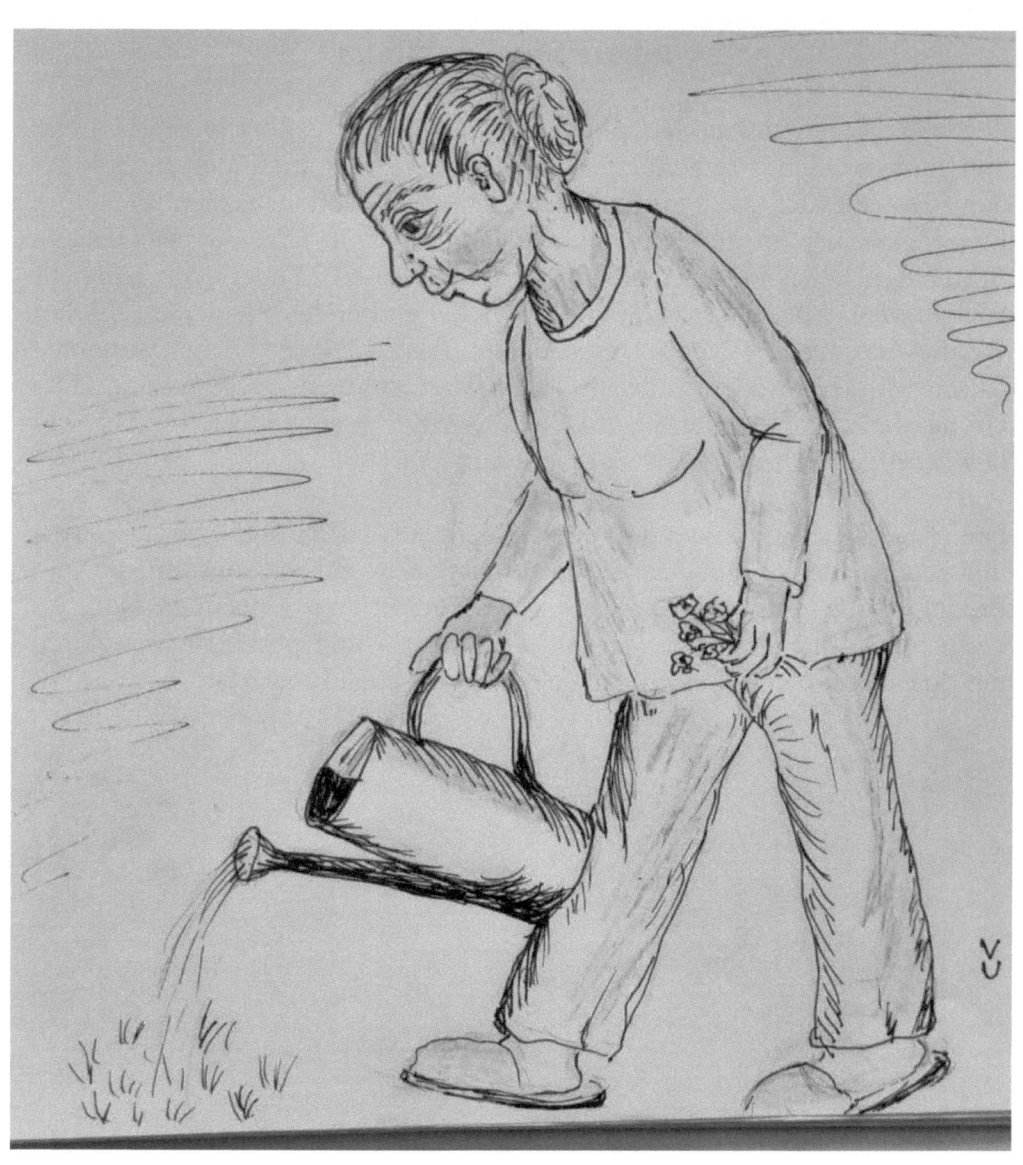

Ich habe vor gesund zu bleiben

Präventive Medikation einer Demenzerkrankung

Immer mehr Medikamente gibt es auf dem Markt, die einer Demenzerkrankung entgegenwirken ohne ausführliche Beweise vorlegen zu können. Weil Demenz keine Infektionskrankheit ist, kein bösartiger Tumor noch irgendein Mangel an Spurenelementen verursacht wird, kann es keine passende Medikation geben beziehungsweise ist diese bisher nicht bekannt. All die marktüblichen Präparate brauchen Jahre um dies nachzuweisen.

Es gibt zahlreiche Medikamente für psychische Erkrankungen, aber Demenz ist in dem Sinne keine psychische Störung, sondern ist eher vergleichbar mit einer Depression, begleitet durch mentalen Absentismus und unterscheidet sich von Fall zu Fall.

Jede Art von gewöhnlicher Nahrung kann im Körper nachgewiesen werden. Selbst in einem vor tausenden von Jahren verstorbenen Menschen, kann durch die Untersuchung des übrig gebliebenen Schädels festgestellt werden, welche Art von alltäglichen Lebensmitteln er konsumiert hatte. Bei der Demenzerkrankung kann bisher nur die Ansammlung von Amyloidfibrillen festgestellt werden, aber die amyloiden Plaques sind resistent gegen jede Art von Medikamenten oder Chemikalien.

Die Impfstoffe und Antibiotika haben geholfen Epidemien und Infektionskrankheiten zu bekämpfen, einzelne Präparate wirken gegen Körperparasiten wie Würmer, Nematoden, Trematoden oder Läuse. Aber wie können die bösen Proteine bekämpft werden, wenn der Körper diese selbst herstellt?

Die Einführung der Röntgenuntersuchung hat die medizinische Behandlung revolutioniert. Im Laufe der Zeit wurde eine 3D-Röntgenuntersuchung, genannt Computertomographie, entwickelt, die ein bestimmtes Organ oder Körperteil untersuchen kann. Im Grunde genommen wird, außer bei einer schwangeren Frau, fast alles damit untersucht. Mit dieser Computertomographie wird auch bei einem Demenzpatienten untersucht inwieweit sein Gehirn geschrumpft ist, aber eine Heilung kann damit nicht beeinflusst werden.

Es handelt sich hier um ein sehr komplexes Gebiet und es scheint voreilig zu sein wettbewerbsmäßig ein Präparat auf den Markt zu bringen.

Demenz - verursacht durch Mitmenschen

Der Mensch wird älter und erreicht ein beträchtliches Alter. Bis dahin sammelt er viele Informationen im Gehirn. Es wird nicht einfach sein sich an alle zu erinnern. Plötzlich taucht ein Name nicht mehr auf oder es besteht kein Interesse mehr an der vorherigen Beschäftigung. Dieser älter werdende Mensch wird von seinen Mitmenschen zunehmend und intensiv beobachtet. Irgendwann wird der Person mitgeteilt: „Peter, du wirst dement".

Zuerst ignoriert Peter all diese Behauptungen, aber Familienmitglieder, Freunde und Bekannte beobachten immer häufiger, dass Peter an der Demenzerkrankung leidet. Peter würde am liebsten laut schreien: „Ich bin nicht dement!", aber er schweigt und geht seinen eigenen Weg, obwohl er genau beobachtet wie schlimm die Menschen ihm gegenüber geworden sind. Wegen seines hohen Alters will er kein Mitleid haben, aber die Menschen gucken ihn ein bisschen komisch an. Irgendwann zwingt die Familie ihn einen Arzt zu besuchen um sich auf Demenz untersuchen zu lassen, aber nur für gute Zwecke und eventuell für eine Vorbeugung. Der Arzt verfügt über einige bestimmte Parameter zu dem Krankheitsbild, dazu bekommt er Informationen von der Familie und bestätigt die Demenzerkrankung. Ab diesem Zeitpunkt fängt Peter selbst an zu glauben, dass er an Demenz leidet, wird zunehmend nachdenklicher, geht nicht mehr nach draußen, sitzt in einer Ecke und denkt nach. Die Anderen fühlen sich bestätigt: „ Peter leidet an Demenz".   Diese Schritte bis zur Bescheinigung der Demenz sind leichtsinnig und KRIMINELL.

Älter werdende Menschen sollen meistens langsam sprechen um die Verwechslung von Personen, Orten oder Zeiten zu vermeiden. Bei Wortfindungsstörungen soll nicht lange nachgedacht werden, sondern ein Synonym verwendet werden oder der Raum verlassen werden mit dem Satz: „Ich muss schnell etwas erledigen." Der Gesprächspartner soll den wahren Grund nicht merken. Dieses sind die Merkmale für all diejenigen, die gerne eine Demenzperson identifizieren möchten.

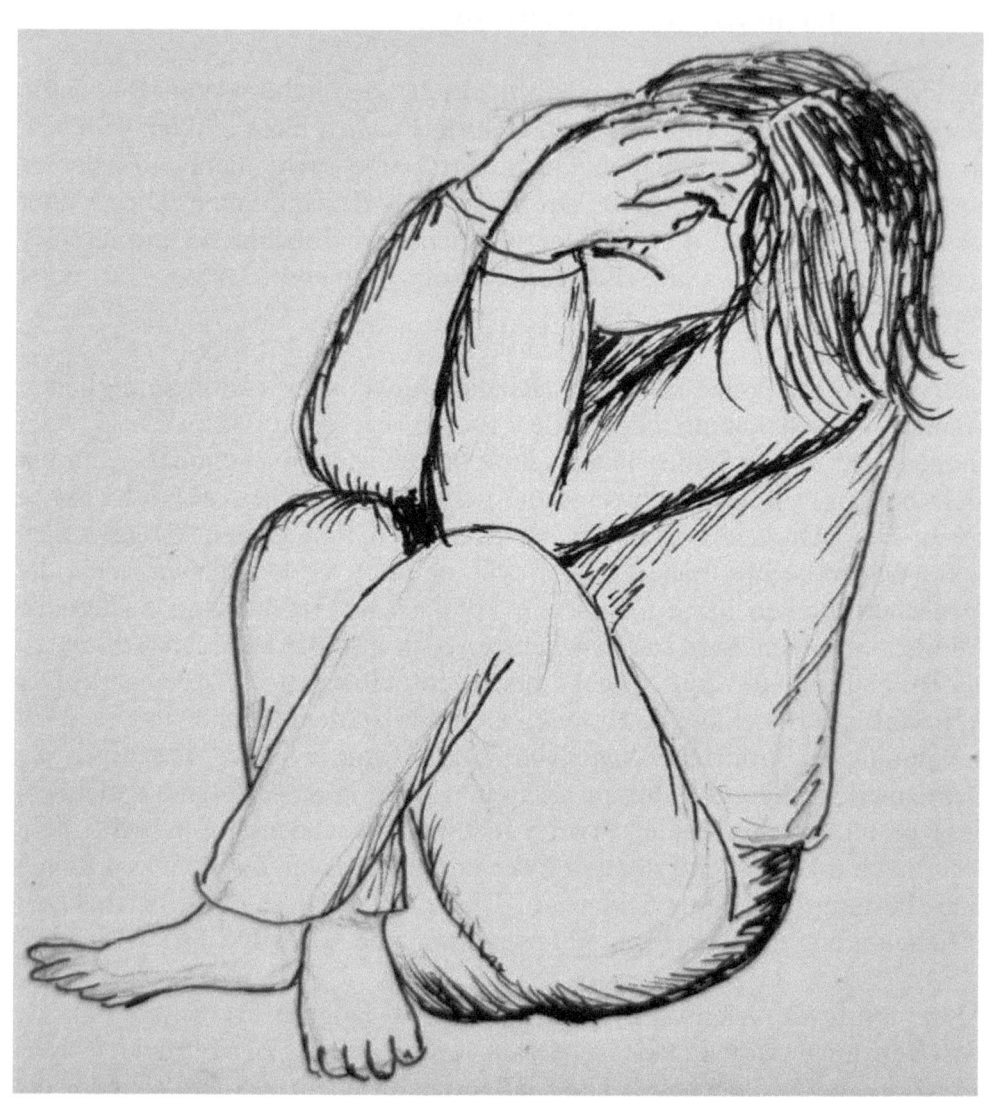

Du bist dement

Alternative Vorschläge für Demenzprävention

Die alternativen Vorschläge für Demenzprävention sind geistige, körperliche und soziale Beschäftigungen auszuüben. Diese Vorschläge können als hilfreich bezeichnet werden, wenn zusätzlich die Ernährung unter die Lupe genommen wird.

Viele Menschen, die beruflich mit sozialen Aufgaben zu tun haben, leiden auch an Demenz. Darüber hinaus gibt es keine wissenschaftlichen Beweise dafür, dass die Plaques, Beläge oder Flecken von Amyloidfibrillen im Gehirn sowie auf anderen inneren Organen mit solchen geistigen oder körperlichen Aktivitäten reduziert werden können.

Reduzierung sowie möglichst frühzeitiges Aufhören mit dem Konsum von Nahrungsmitteln tierischer Herkunft, kann ein besserer Weg zur Verhinderung oder Vermeidung von Demenz sein. Wenn durch eine Anamnese eine Demenzerscheinung diagnostiziert wird, kann dieses Buch dabei hilfreich sein um Demenz zu bekämpfen.

Geschlecht ist unwichtig

Es ist unwichtig, ob ein Mann oder eine Frau mehr vergesslich ist, weil es keine verlässlichen Untersuchungen darüber gibt. Frauen, die vorwiegend mit dem Haushalt beschäftigt sind, können den Haustürschlüssel verlieren, das Küchenmesser irgendwo anders hinstellen oder vergessen, die Spülmaschine auszuräumen und deren Ehemänner behaupten dann, dass sie vergesslich seien.

Wenn es dagegen darum geht, was die Männer eigentlich vergessen, ist das ein anderes Kapitel für sich. Die Hausfrau kann dies nicht überblicken, weil es gewöhnlich außerhalb ihres Beobachtungsbereiches geschieht. Im Grunde genommen ist die Vergesslichkeit völlig individuell wie der Fingerabdruck - das Geschlecht spielt hier überhaupt keine Rolle.

In den modernen Ländern sterben gewöhnlich Männer viel eher als Frauen oder Frauen erreichen ein sehr hohes Alter und deshalb ist es möglich in der späteren Phase des Lebens Demenz gefährdet zu sein, allerdings ist dies sehr abhängig von der täglichen Ernährung.

Vererbbarkeit von Demenz völlig ablehnen: Aus medizinischer Sicht sind viele Krankheiten vererbbar, aber das ist eine einfache Begründung um eine gesundheitliche Beschwerde leichter darzustellen. Genetisch bedingte Krankheiten verfügen über viele andere Hintergründe und deshalb soll man sehr vorsichtig mit der Haltung der Vererbbarkeit sein. Ein Beispiel: Der Opa hatte an Demenz gelitten, weil er Alkoholiker war oder zu viele Medikamente konsumierte. Allein aus dieser Vorgeschichte kann Demenz nicht vererbbar sein.

Medizin ist keine reine Wissenschaft, sondern eine Empirie und aus dieser Sicht wird die Vererbbarkeit als mögliche Folge einer Krankheit dargestellt. Wenn eine Mutter an Demenz leidet, die im Leben viel zu viel tierische Nahrung konsumierte, warum soll dann die Tochter an Demenz erkranken, wenn sie rein vegan lebt, obwohl der Konsum von tierischen

Produkten nicht die endgültige Erklärung für die Erkrankung ist.

Durch unterschiedliche Arten von Gentests zum Erbgut können unterschiedliche Erbkrankheiten festgestellt werden, aber das sagt nichts darüber aus, ob die Nachfahren dafür eine Anfälligkeit aufzeigen werden. Wichtig ist die mentale Gesundheit und nicht irgendein Gentest, der Panik verursacht. Jeder Mensch soll sich als eine einzigartige Spezies auf dieser Welt bezeichnen und sich überhaupt nicht für irgendein Erbgut, das ein Problem ausbreiten kann, interessieren.

Lebensfreude

Wenn man älter wird, verliert man vielleicht die Lust am Leben, wird oft traurig, macht sich Sorgen über die Zukunft, das ständige Denken darüber findet kein Ende und es scheint alles zunehmend düster. Mit dieser Art von Sachverhalt wird es noch schlimmer und irgendwann wird eine Rückkehr aus dieser Lage sehr schwierig werden.

Das Leben besteht nicht nur aus Freude, sondern es wird von vielen Schwierigkeiten begleitet. Wenn Sie sich in einer sehr schönen Situation befinden, denken Sie zeitgleich, dass das Gegenteil eintreten kann und wenn Sie sich in einer schrecklichen Situation befinden, versuchen Sie sich auch an die schönen Zeiten zu erinnern. Das Leben ist nicht nur immer gut oder schlecht, sondern es ist eine Kombination aus beiden.

Während der schlechten Zeiten versuchen Sie Ruhe zu bewahren, so dass die Lage schnell vorbei gehen soll. Singen ist eine der besten Methoden um Zeit zu verbringen und singen vertreibt die Ängste, die der Mensch haben könnte. Über die schlechten Erfahrungen denken Sie nur protokollarisch, aber die guten Erfahrungen dagegen stellen Sie sich wie ein tolles Märchen oder wie ein liebes Gedicht vor, an das Sie sich sehr gerne immer wieder zurück erinnern können.

Die guten Erinnerungen aus der Vergangenheit sind die Schätze des Lebens und die schlechten dagegen zeigen, was das Leben bedeutet und beides vergessen Sie nie. Mit schönen Erinnerungen können Sie gut einschlafen oder langweilige Wartezeiten verkürzen.

Das Leben ist ein Projekt, das in der Wiege beginnt und im Grab endet. Sie sind mit diesem Projekt zur Welt gekommen und haben die Pflicht, die an Sie gestellten Aufgaben in jedem Lebensabschnitt ordentlich durchzuführen. Sicherlich hatten Sie große Freude um zur Welt zu kommen, wieso haben Sie dann Angst zu gehen?

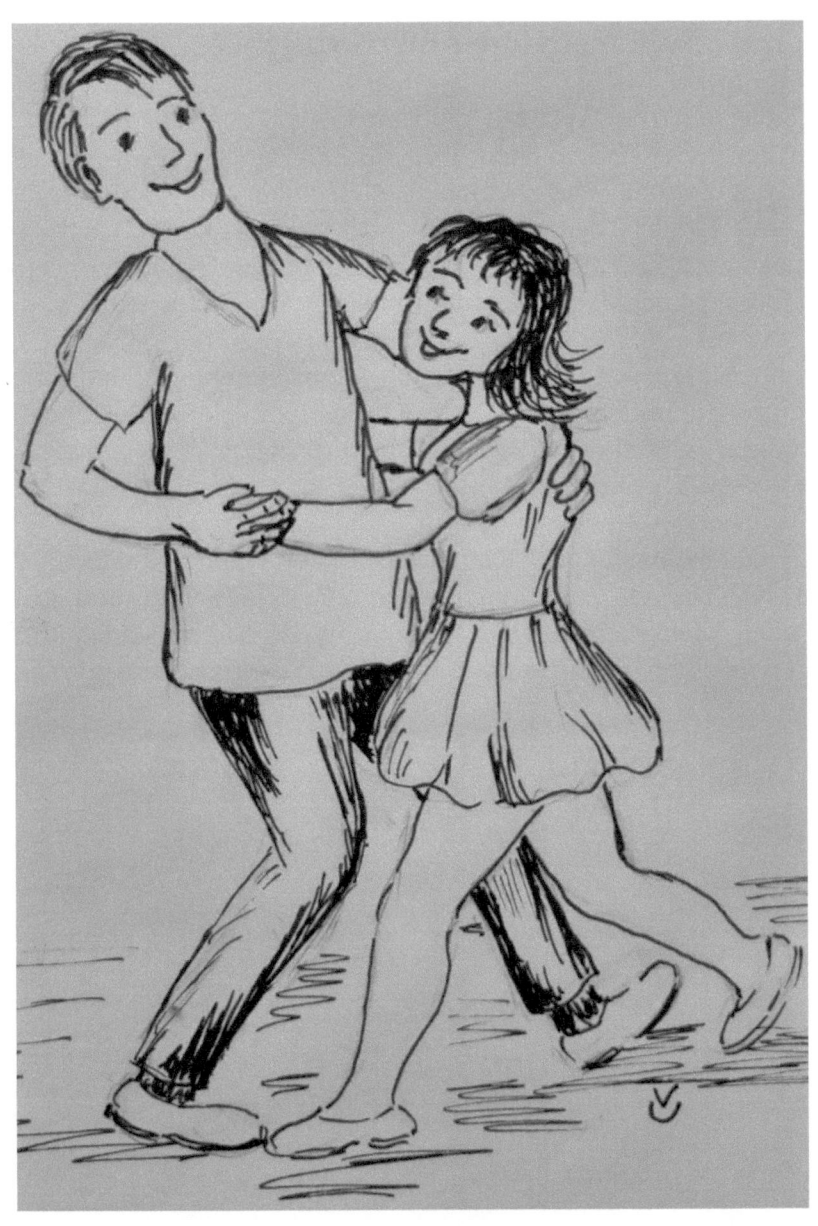

Das Leben ist süß

Kinder als Vorbild

Kinder leben auf der Welt mit eigenen Gedanken, haben keine Sorgen, noch machen sie sich Gedanken über die Zeit danach. Sie verbringen ihre Stunden mit Freude und bemühen sich nicht mit den vergangenen Ereignissen. Kinder denken nicht über die Zukunft nach, sondern beschäftigen sich nur mit dem Augenblick. In der Gegenwart verbringen sie ihre Zeit mit Freude, Lachen und Spielen bis sie müde werden.

Kinder haben Fantasie, Mut und sehen kaum Gefahren. Kinder verfügen über keine Zukunftsaussichten, noch wollen sie etwas bestimmtes anrichten oder ermöglichen, sondern sie verbringen die gegenwärtige Zeit mit dem was sie vorfinden.

In der Gedankenwelt der Kinder existieren keine Reichen, Armen, Höheren, Niedrigeren, keine unterschiedlichen Hautfarben und so können sie mit allen Menschen gut auskommen. Wenn Sie sorgenlos Ihr Leben verbringen möchten, versuchen Sie die Kinder als Vorbild zu adoptieren.

Den Staat von der Altenpflegelast befreien

Der Staat muss Kindertagesstätten, Schulen, Hochschulen, Berufsbildungswerke einrichten und aufrechterhalten, weil diese Einrichtungen für die Bildungszwecke, die eine Nation zustande bringen und aufrecht erhalten soll, wichtig sind.

Wenn jetzt auch die erwachsenen Menschen im hohen Alter das Gleiche verlangen, wird dies eine Zusatzbelastung für den Staat. Menschen im hohen Alter sollen sich nicht als eine Last für die Bevölkerung darstellen. Niemand ist daran schuld, dass Sie alt geworden sind. Sie müssen sich selbst orientieren wie Sie weiter kommen können. Verzichten Sie auf Bequemlichkeiten, Abhängigkeiten und beschuldigen Sie niemanden für Ihre Lage.

Die Weltbevölkerung ist innerhalb von 150 Jahren von einer Milliarde auf acht Milliarden angewachsen und die Tendenz ist steigend. Zeitgleich ist die Lebensdauer weltweit gestiegen. Bald wird es viel mehr ältere Menschen geben als je zuvor. Dies liegt an der besseren Ernährung, medizinischen Versorgung und dem weit verbreiteten Frieden. Pflegekräfte aus dem Ausland für die alten Menschen hier bei uns werden aufgebraucht sein, weil die Länder mit potentiellen Ressourcen selber diese Arbeitskräfte brauchen.

Ein Kind muss gepflegt warden, weil das Kind nicht freiwillig auf die Welt gekommen ist. Dagegen versuchen ältere Menschen mit allen möglichen Machenschaften älter zu werden und jetzt müssen sie selber sehen wie sie weiter leben können. Keine Gegenleistung von den eigenen Kindern erwarten: Die Eltern sollten keine Gegenleistungen von ihren Kindern erwarten und auch nicht zur Belastung für die Kinder werden. Die Eltern sollten froh sein, wenn ihre Sprösslinge anständig und selbstständig geworden sind. Es ist den Kindern freigestellt, ob sie ihren Eltern helfend entgegenkommen möchten. Wenn Sie von ihren Kindern nichts verlangen, werden sie vor ihnen nicht fliehen.

Ein Leben ohne Pflegekräfte

Nach der Geburt braucht der Mensch die Pflege. In heranwachsendem Alter verringert sich diese Abhängigkeit zunehmend bis der Mensch vollständig unabhängig ist. In dieser vollständigen Unabhängigkeit vergeht eine sehr lange Phase.

Irgendwann beginnt das Stadium, indem sich die körperlichen Beweglichkeiten allmählich verringern. Ab diesem Zustand soll der Mensch immer wieder versuchen sich weiter zu entwickeln. Ein Beispiel: Bei der geringsten Bemerkung einer Gehbehinderung soll ständig versucht werden diese nachzubessern. Für alle Beschwerden gibt es Vorbeugungsmaßnahmen und Sie können Ihren eigenen Körper meistern.

Wenn Sie davon überzeugt sind, dass Sie ab einem bestimmten Alter sich nicht mehr selbst helfen können, haben Sie kapituliert und sind zeitgleich für den Rest Ihres Leben zum Scheitern verurteilt.

Auf Fremdhilfe so weit wie möglich verzichten: Wenn ein Mensch mitteilt, dass er älter geworden ist, kann es passieren, dass ihm Hilfe angeboten wird. Diese Hilfe kann irgendwann abhängig machen und so kann er ausgebeutet werden. Gewöhnlich wird Fremdhilfe nicht umsonst angeboten, sondern ist mit einem Zweck verbunden. Wenn es nicht sein muss, sollte man auf solche Hilfe einfach verzichten.

Jemand schleicht sich heimlich an eine ältere Person heran, bietet seine Hilfe an und macht diesen Menschen schließlich so abhängig, dass die betroffene Person kaum eine Möglichkeit haben würde ohne diese Fremdhilfe auszukommen. Es ist eine Naturerscheinung, dass die Nutznießer ihre Einsätze suchen so wie die Raubtiere ältere und schwächere Pflanzenfresser verfolgen. Aber die Zivilisation ist anders, indem dieses natürliche Anschleichen einfach abgeschüttelt werden kann.

Jeder Mensch bewertet seinen eigenen Körper als seinen größten Schatz, den er besitzt. Versuchen Sie in jedem Alter mit diesem Schatz vernünftig umzugehen. Ihre Körperglieder werden Ihnen helfen beweglich zu bleiben, vorausgesetzt Sie haben volles Vertrauen dafür.

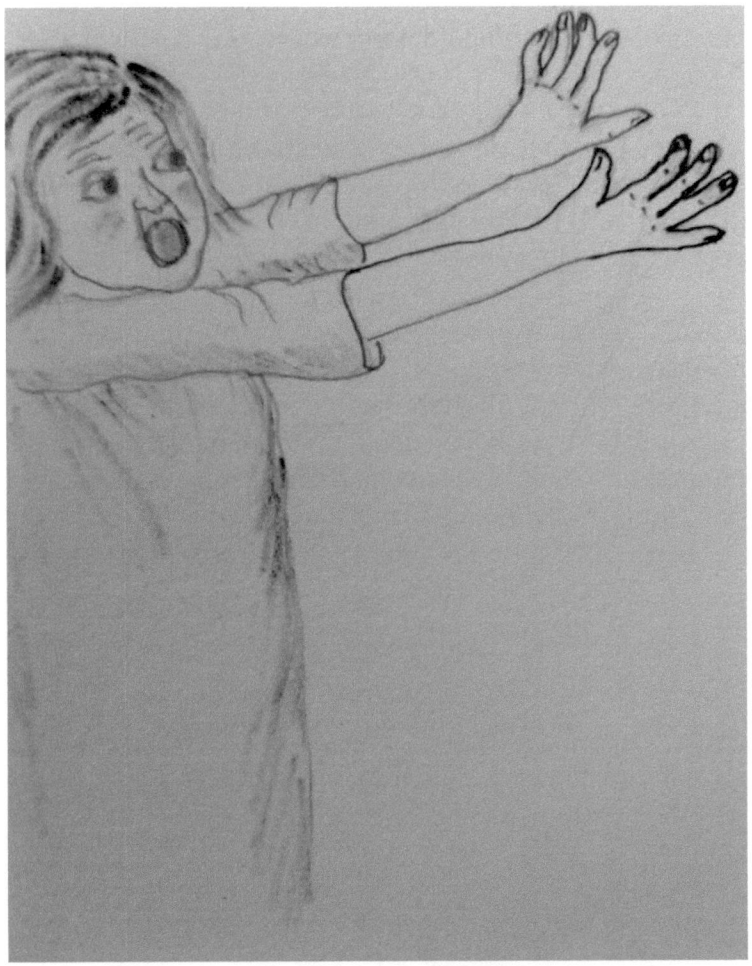

Ich brauche keine Hilfe

Geringste verfügbare Körperkraft ausnutzen: Wenn der Mensch über wenig Kaufkraft verfügt, geht er gewöhnlich nicht dazu über einen Ladendiebstahl auszuüben oder zu hungern, sondern versucht mit den vorhandenen Mitteln auszukommen, indem er, anstatt reichlich proteinhaltige, teure Nahrung zu kaufen, preisgünstige Grundnahrung wie Kartoffeln und Nudeln kauft und damit ziemlich gut überlebt.

Der Mensch soll seine Beweglichkeit nicht mit dem Alter vergleichen. Alle Organe und Glieder sollen immer im Einsatz bleiben, auch in reduzierter Form sollen sie weiter praktiziert werden. Gewöhnlich schaltet sich die Körperkraft nicht von heute auf morgen vollständig aus. Das ist der Unterschied zwischen mechanischen und biologischen Funktionen.

Das Glied oder Organ, welches eine Beschwerde aufzeigt, soll in acht genommen werden, aber der Mensch soll auf gar keinen Fall Angst kriegen und in Panik geraten. Er soll sich damit abfinden, dass die Änderungen zum Leben dazu gehören. Ein existierendes Bein oder eine Hand soll nicht in den Ruhestand geschickt werden, sondern es soll versucht werden diese immer in Bewegung zu halten.

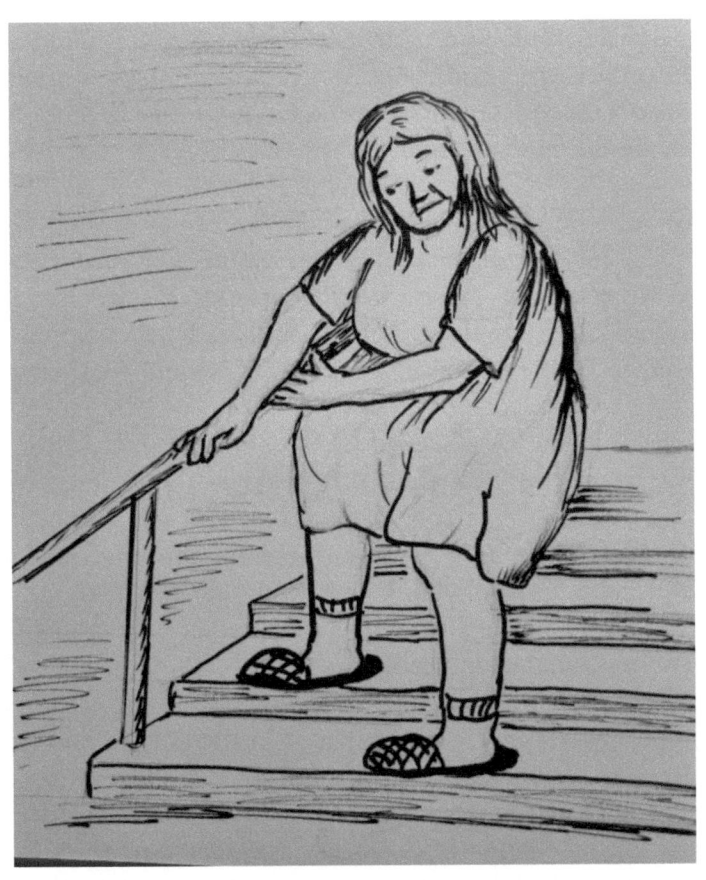

Ich bewege mich langsam – na und?

Jeder Schritt: Mit zunehmendem Alter soll der Mensch mit körperlichen Bewegungen vorsichtig sein und nicht das Denken zulassen, dass der Mensch wackeliger wird je älter er ist. Wackelig ist ein Kleinkind, weil die Glieder und die Denkweise noch nicht stabil sind, aber ein Erwachsener muss sich nicht zu diesem Zustand begeben. Anhand des Statistischen Bundesamts sind durchschnittlich über 85% der tödlichen Haushaltsunfälle auf Stürze zurückzuführen.

Bei jedem Schritt und Tritt soll der Mensch zwei Dinge beachten – Geisteskraft und Körperkraft. Nicht hinfallen, nicht stürzen und nicht rutschen. Beim Treppensteigen, runterkommen und vorwärts bewegen soll er sich immer voll konzentrieren.

Stehen bleiben: Wenn der Mensch nicht läuft oder schläft, dann sitzt er - sitzen am Frühstückstisch, sitzen in der Schule, sitzen am Arbeitsplatz, sitzen beim Reisen oder sitzen im Ruhestand. Ein großer Nachteil der Zivilisation sind die Sitzgelegenheiten. Stühle, Bänke, Sofas, Sessel oder andere Sitzplätze sind die Möbelstücke, die es dem Körper gemütlich zu machen.

In der Natur sitzen nur die fleischfressenden Säugetiere, wenn sie alle Viere von sich gestreckt haben. Dagegen sitzen die Pflanzenfresser und auch Allesfresser kaum und fressen meistens im Stehen. Beim Stehen werden alle Organe, einschließlich des gesamten Körpers, von den Beinen unterstützt, während beim Sitzen hauptsächlich Hüfte, Becken, Pobacken und die Wirbelsäule belastet werden.

Menschen sind Zweibeiner und vielleicht brauchen sie aus diesem Grund das häufige Sitzen. Die Menschen, die immer noch als Sammler und Jäger unterwegs sind, sitzen kaum. Auch der traditionelle Bauer sitzt nicht, sondern hockt oder liegt. Hocken ist die gesündeste Alternative zum Sitzen. Der Mensch, der sich an das Sitzen gewöhnt hat, kann normalerweise nicht hocken, aber ein Kleinkind hockt automatisch. Diese Hock-Gewohnheit sollte im fortgeschrittenen Alter bestehen bleiben.

Häufig verursacht das Sitzen im zunehmenden Alter diverse gesundheitliche Probleme wie Hüftschmerzen, Beckenschmerzen, Rückenschmerzen, Obstipation und wackelige Beine. Es ist besser, wenn ältere Menschen, anstatt häufig zu sitzen, stehen, laufen und hocken üben. Dies wird ihnen eine bessere Gesundheit ermöglichen sowie helfen zu laufen oder Treppen hoch und runterzusteigen.

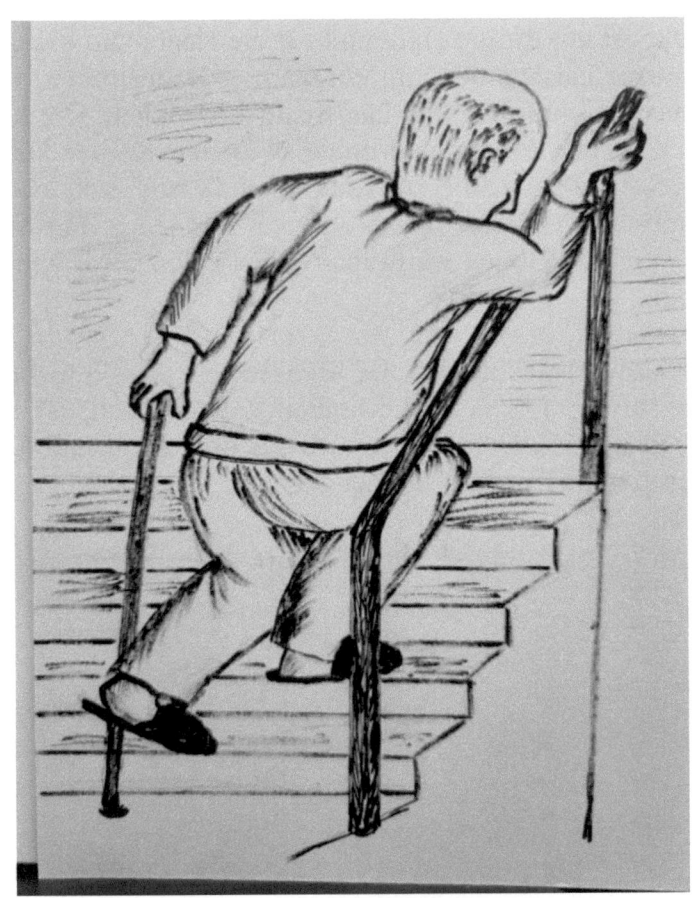

Mit wackeligen Beinen die Treppe hochsteigen

Kaltes Wasser: Der Mensch soll sich nicht den Umgang mit kaltem Wasser abgewöhnen. Es gibt viele Untersuchungen über die Nutzung vom kalten Wasser wie waschen und duschen. Erfahrungsgemäß ist es besser kalt zu duschen als warm oder heiß.

Die Kaltdusche ist gut für die Haut und für die Haare und hält gleichzeitig frisch. Die warme Dusche benötigt ein warmes Badezimmer, viel Wasser, Haut- und Haarwaschmittel, was langfristig bedenklich sein kann. Es ist besser einfach weniger als eine Minute über den Körper kaltes Wasser laufen zu lassen, sich wenig einzuseifen und dann sich nochmal eine Minute abzuduschen. Dieses Verfahren kann fast jeden Tag durchgeführt werden und wenn die Übung im Frühalter begonnen wird, wird es gut für das Leben sein.

Durch eine Kaltdusche fühlt sich der Mensch sehr frisch, nicht müde und unternehmungslustig. Durch drei Minuten kalt duschen, ist bekanntlich kein Mensch gestorben. Durch kaltes Wasser über Kopf und Körper fühlt sich der Mensch immer wieder wie neugeboren.

Die eigene Körperkraft mit Säuglingen und Kleinkindern vergleichen

Säuglinge können sehr wenig tun, außer ihre Hände und Füße bewegen und schreien. Kleinkinder dagegen können laufen, hinfallen, aufstehen und weiter laufen. Menschen im hohen Alter sollen ihre körperlichen Machenschaften mit Säuglingen und Kleinkindern vergleichen. Durch diesen Vergleich können sie eigene Vorteile besser einschätzen, sich darüber sehr freuen und diese nutzen.

Der Mensch soll nicht solange warten bis er seine Körperkräfte und Beweglichkeiten mit denen der Kleinkinder oder Säuglinge vergleichen muss. Die Übungen sollen sehr früh beginnen und wie bei einem Wettbewerb immer versuchen die vorderen Plätze nicht zu verlieren.

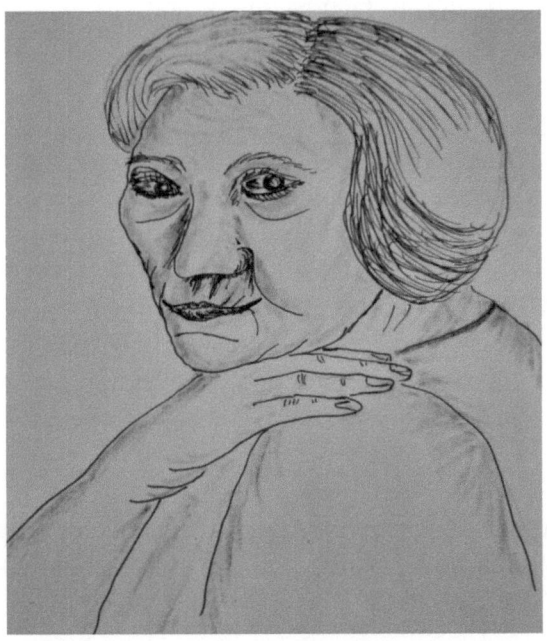

Ich bin viel kräftiger und intelligenter als ein Baby, Kleinkind oder Jugendlicher

Mit Pflegekräften nicht streiten: Pflegekräfte sind manchmal verärgert und versuchen mit Ihnen zu schreien oder sogar zu streiten. In diesem Zustand sollten Sie nicht reagieren und erst später, wenn die Situation sich normalisiert hat, nachfragen, was der Grund der Verärgerung war und warum sie so einen Aufstand gemacht haben. Irgendwann merkt das Pflegepersonal, dass Schreien oder ähnliche Ausbrüche nutzlos sind, da Sie in solchen Situationen nicht reagieren.

Bei Unzufriedenheit können die Pflegekräfte Sie hart anfassen, schütteln oder hochheben, wobei Sie Schmerzen spüren. Dies passiert, wenn die Pflegekräfte sehr belastet sind. Oft hinterlässt diese Gewaltausübung keine Spuren.

Wenn Streitigkeiten von Anfang an vermieden werden, besteht kaum die Wahrscheinlichkeit, dass diese in späteren Zeiten stattfinden werden. Unstimmigkeiten können durch Diskussionen geklärt werden und diese ermöglichen ein gutes gegenseitiges Verständnis zwischen Ihnen und den Pflegekräften.

Erbe-Sucher vermeiden: Wenn der Mensch anfängt sichtlich älter zu werden, bekommt er zunehmend Besuche, primär von der Verwandtschaft. Diese neue Sippenschaft kann ein Interesse haben, nämlich das Erbe. So bieten sie ihre Hilfe in allen Lebensbereichen an und versuchen dabei das Vertrauen zu gewinnen. Irgendwann wird der Mensch voll abhängig von dieser Hilfe und ist dabei auch ausgeliefert. Die Hilfsperson könnte die gesamten Besitztümer für sich beanspruchen. Um es nicht so weit kommen zu lassen, soll der Mensch in seiner ganzen Lebenszeit aktiv und selbstständig bleiben.

Wilde Tiere sowie ältere Menschen in den Naturvölkern, die über keine Besitztümer verfügen, bekommen auch keine Hilfsangebote von außen. Sie sterben plötzlich und das ist gut so.

Betreuungspersonen können Pflegebedürftige umbringen: Wenn ein Mensch ein langfristiger Pflegefall wird, kann dies wiederum zu einer Belastung der Pflegekräfte führen. Menschen, die ständig andere Menschen pflegen müssen, werden irgendwann erschöpft und verbraucht sein. In dieser Situation kann es vorkommen, dass sie sich für eine baldige Lösung entscheiden. Die Geschichte ist voll davon, dass eine Art Selbstjustiz verübt wurde, so dass die Situation ein Ende findet.

Der Mensch soll nicht naiv oder blauäugig sein: "Mein/e Mann/Frau tut so etwas nicht." Selbstständig zu leben ist das Beste im hohen Alter als ein Leben in ständiger Angst.

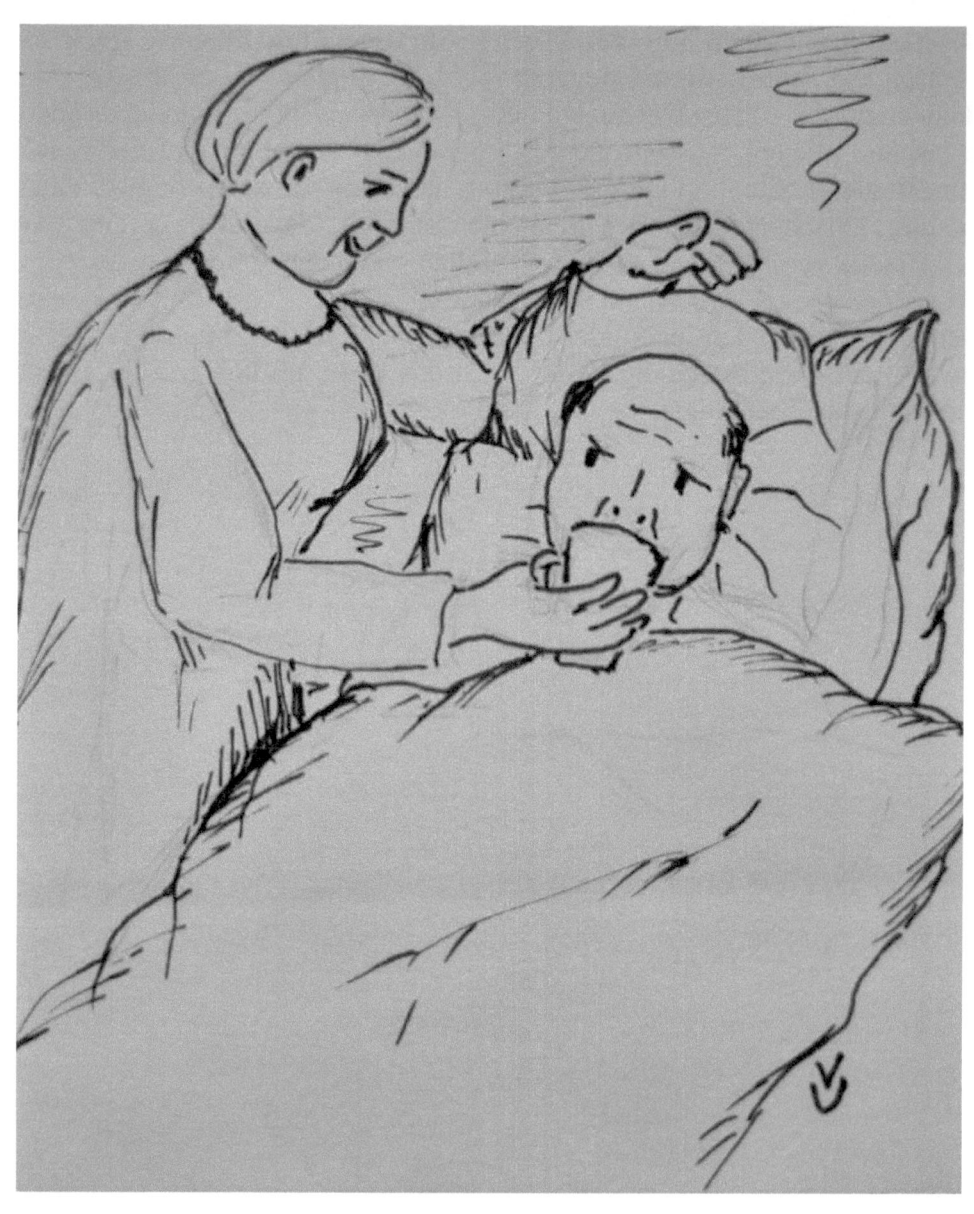

Was hat sie vor?

Bildung

Es wird behauptet, dass der gebildete Mensch wenig an Demenz leidet. Diese Aussage ist verdächtig, weil viele gebildete und berühmte Persönlichkeiten auch an Demenz leiden. Wenn der Bildungsmangel von Menschen Demenz erzeugt, würde ein großer Teil der weltweiten Analphabeten dement sein, aber das ist nicht der Fall.

Die Mehrheit der weltweiten Subsistenzbauern gilt als Analphabeten, aber sie ernährten und ernähren immer noch die Menschheit. Dabei erreichen sie ein hohes Alter und wissen alles über die traditionelle Landwirtschaft und die damit verbundenen Wetterbedingungen. Leider wird nur das schulische Wissen durch die Alphabetisierung als Bildung anerkannt und der Rest nicht.

Es bedeutet nicht, dass ein Mensch mit mehr Bildung und mehr Wissen anfällig für Demenz ist, aber es gibt eine Anhäufung von Überangeboten zur Wissensaufnahme, so dass dadurch der Mensch Demenz gefährdet sein kann. Der einfachste Weg für die Wissenserweiterung ist das Lesen. Hier kann ein Mensch in einer Bibliothek sitzen und sein Wissen erweitern. Er ist mehr gefährdet an Demenz zu erkranken als jemand, der durch Wanderungen sein Wissen erweitert.

Wenn die durch den Beruf verbundene Bildung nicht mehr gebraucht wird, wie zum Beispiel nach der Rente, wird vielleicht das Berufswissen überflüssig. Und wenn der Mensch sich dann nicht mit neuen Themenbereichen beschäftigt, besonders prominente Berühmtheiten nicht mehr im Vordergrund stehen werden, kann das eine Gefahr für eine Demenzerkrankung werden.

Demenz ist vielleicht mit einer luxuriösen Lebensart verbunden, wo die materiellen Bedürfnisse kaum vorhanden sind.

Hochmut und akademische Arroganz

Während des Jugendalters beginnt der Mensch sein Leben zu gestalten. Der größte Teil dieser Menschen wird im Schnellverfahren den schulischen Bildungsweg absolvieren. Anschließend finden sie einen handwerklichen oder kaufmännischen Beruf und nur eine kleine Minderheit bleibt für die höhere akademische Bildung übrig. Diese Menschen spezialisieren sich in einem bestimmten Wissensbereich, absolvieren diesen erfolgreich und finden anschließend eine Stelle für ihren Lebensunterhalt.

Die staatliche und gesellschaftliche Anerkennung als hochqualifizierter Persönlichkeit versetzt viele von diesen Menschen in eine derartige gehobene Lage, so dass sie sich selbst darin bestätigt fühlen beinahe alles zu wissen. Sie informieren sich wenig über andere Wissensbereiche, aber glauben daran, dass sie hochqualifiziert sind.

Die Zeit vergeht schnell und es wird langsam langweilig lebenslang mit demselben Thema zu hantieren. Der Mensch wird müde von seiner leidenschaftlichen Wissenschaft, sucht nach einem Ausweg, aber findet ihn kaum. Die anderen Wissensbereiche, mit denen er sich nie beschäftigte, findet er kompliziert oder absurd. Gewöhnlich kann er nicht kochen, Wäsche waschen, etwas reparieren, Gartenarbeit verrichten, Wohnung aufräumen oder Lebensmittel einkaufen. Bestückt mit dem alten Ruhm fühlt er sich verlassen und vernachlässigt. Auch hochrangige Politiker und Persönlichkeiten sind von diesen Qualen betroffen, wenn sie nicht mehr im Amt sind.

Behauptungen wie hochqualifizierte Menschen sind von Demenz oder Alzheimer kaum betroffen, sind ein garantieloser Selbstschutz. Außerdem werden solche Texte nur von hochqualifizierten Spezialisten verfasst und nicht von irgendeinem Subsistenzbauern, der sich für seinen Familienunterhalt ständig über alle Bereiche des Lebens Gedanken machen muss.

Die Liste der berühmten und hochqualifizierten Persönlichkeiten, Politiker wie Präsidenten, Premierminister, Könige, die an Demenz oder Alzheimer gelitten haben, ist ziemlich lang.

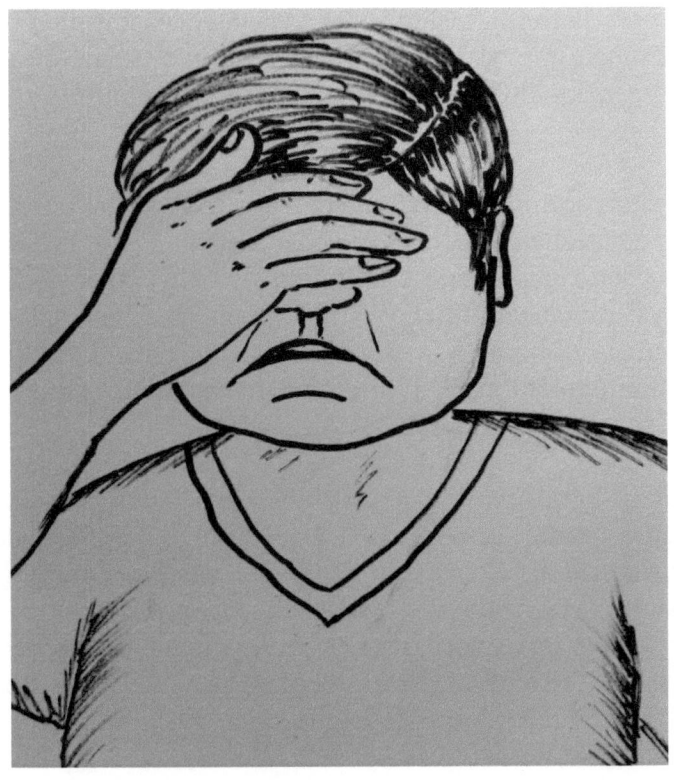

Ich weiß alles, ich wüsste alles

Wohlstand - Wunschlosigkeit und erfüllte Grundbedürfnisse

Die Grundbedürfnisse sind Nahrung, Bekleidung und Behausung. Der moderne Mensch ist weitgehend von der Befriedigung der Grundbedürfnisse befreit. Anstatt einer vorwiegend einseitigen Ernährung mit einer Grundnahrung, stehen ihm eine Vielfalt von Nahrungsangeboten zur Verfügung. Bekleidung und Behausung sind ebenfalls reichlich und genügend vorhanden.

Das Rechtssystem ermittelt soziale Sicherheit, die vorhandene Infrastruktur und die Friedenszeiten erleichtern das Leben. Der größte Teil der Menschen in den Industriegesellschaften ist auf einer Art wunschlos glücklich. Das durchschnittliche Einkommen ist ausreichend um ein üppiges Leben zu führen. Mit der Abdeckung ihrer Grundbedürfnisse, Mobilität, Kommunikation, Bildung, medizinischer Versorgung, Urlaub und Infrastruktur sind sie weitgehend zufrieden.

Die pflichtmäßig und freiwillig abgeschlossenen Versicherungen, die eine sichere Garantie leisten, ermöglichen eine zusätzliche Zufriedenheit. Zur Bekämpfung für fast alle Probleme kann eine Versicherung abgeschlossen werden. Falls das Haus abbrennt, das Fahrrad geklaut wird oder durch starke Windböen ein paar Dachziegel runterkommen, alle Schäden werden durch diverse Versicherungen übernommen. Eine Rechtsschutzversicherung deckt die Rechte in jedem Bereich ab.

In diesem Zustand entwickelt sich für den Menschen kaum ein Zwang zum Existenzkampf, der in der Regel für alle Lebewesen grundlegend ist. Oft weigern sich diese Menschen irgendein Risiko einzugehen, vermeiden Kontakte mit Fremden, fahren nicht in die wenig entwickelten Länder und helfen selbst den eigenen Kindern nicht bei den Hausaufgaben. Der Beruf, Einkaufen und Urlaub ohne Bedenken werden die wesentlichen Teile des Lebens.

In diesem Wohlstand entwickelt der Mensch kaum eine Ambition oder Ehrgeiz, aber die hochwertige Ernährung liefert eine ununterbrochene Energie an das Gehirn, die immer wieder ungenutzt verloren geht. Im hohen Alter können all diese Ereignisse Demenz hervorrufen.

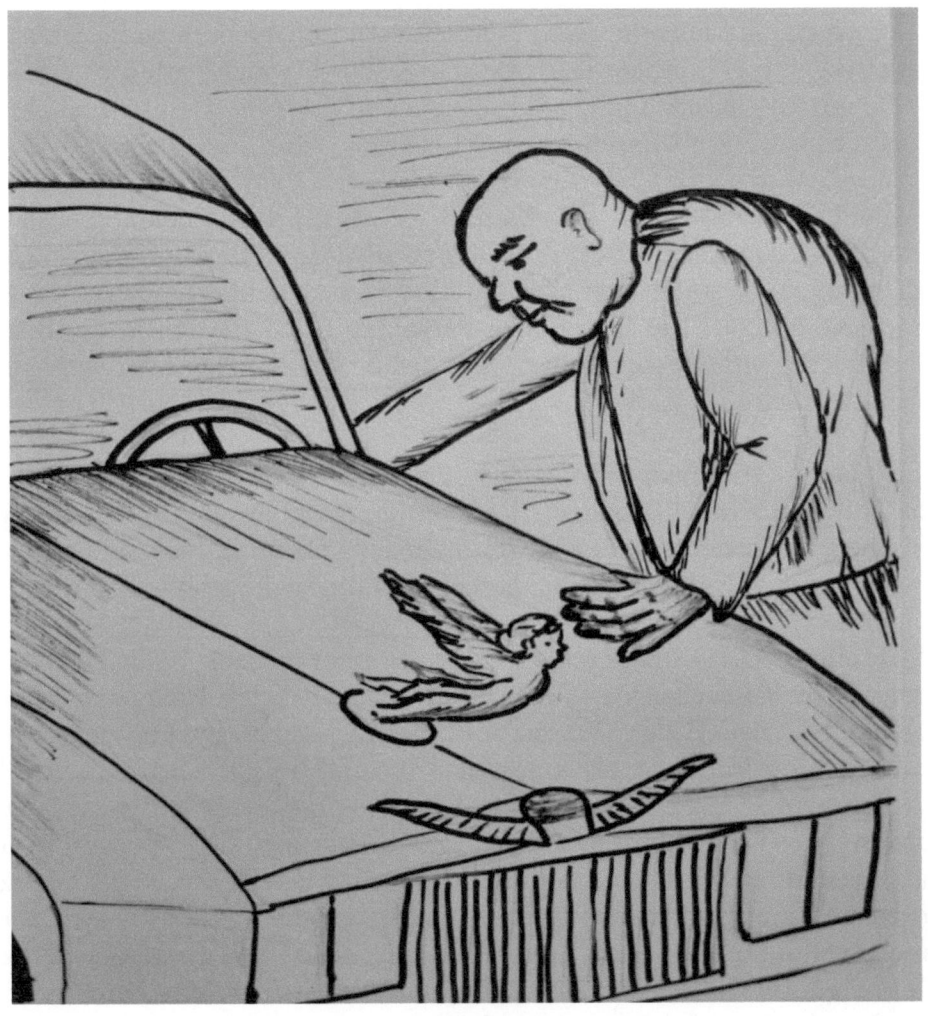

Ich habe alles

Das Lernen nie aufgeben

Vor der Industrialisierung war das Lernen begrenzt, der Mensch erlernte einen Beruf und beschäftigte sich lebenslang damit. In der gegenwärtigen Welt sind viele Dinge anders geworden. Der traditionelle Bauer konnte fast nie seinen Beruf wechseln - weil er als Bauernsohn geboren wurde, musste er auch als Bauer sterben. Der Mensch ist damals nicht so alt geworden wie heute, er litt auch nicht an Demenz, weil sein Gehirn nicht mit unendlichem Wissen belastet war.

Im heutigen Zeitalter hat der Mensch oft keine Lust mehr lebenslang dasselbe zu machen. Bevor die gegenwärtige Beschäftigung zum Verhängnis wird, sollte man sich um eine Umschulung kümmern, da das Lernen nie aufhört. Die betreffende Person soll sich für den neuen Beruf ein anderes Interessensgebiet suchen, damit beschäftigen und leidenschaftlich lernen.

Nach einer bestimmten Zeit, wenn das neue Wissensgebiet langweilig wird, soll man ein völlig anderes Beschäftigungsgebiet suchen, das Gehirn erfrischen, mit neuem Enthusiasmus ein neues Leben beginnen und ständig dabei denken: „Wenn mir dies nicht mehr gefällt, suche ich was Neues.'

Allgemeinwissen: Das Allgemeinwissen beginnt im sehr frühen Alter und endet mit dem Lebensende. Dieses Wissen kennt keine Fachgebiete oder Sachbereiche, denn jeder Mensch besitzt ein Unikatwissen und keiner hat das Recht es zu beanstanden oder zu bezweifeln. Es ist das individuelle Eigentum jedes einzelnen Menschen. Die vom Menschen verursachte Trennung der Wissensgebiete macht einen Menschen zum Spezialisten in einem bestimmten Bereich, aber das Allgemeinwissen kennt keine Grenze und Reichweite. So hat zum Beispiel jeder Mensch das Recht, sich über den eigenen Körper, Organe, Anatomie, Gesundheit und Erkrankungen zu informieren, obwohl dies das Fachgebiet der Mediziner ist, aber es gehört zum Grundrecht jedes Menschen sich über diese Dinge des Körpers zu informieren.

Im Altertum gab es keine besonderen Fachgebiete. Ein Viehzüchter war Geburtshelfer, Tierarzt, Bauer oder Händler in einem. Zeitgleich war er ein Philosoph, Dichter, Koch oder Politiker. Der berühmteste Ökonom der Welt, Adam Smith, war kein Wirtschaftler. Der namhafte US-Amerikaner Benjamin Franklin war Schriftsteller, Verleger, Philosoph, Naturwissenschaftler, Erfinder, Staatsmann und er hatte kaum schulische Bildung. Viele berühmte Persönlichkeiten waren sogar Analphabeten und dennoch haben sie wichtige Thesen für die Menschheit hinterlassen.

Die schulische Bildung ist begrenzt und direkt mit der Anerkennung durch Zertifizierung verbunden. Dagegen ist das Allgemeinwissen frei von allen Barrieren. Es ist besser, das Allgemeinwissen unter allgemeiner Geographie einzuordnen und alle anderen Wissensbereiche darunter zu packen: Humangeographie, Agrargeographie, Wirtschaftsgeographie, politische Geographie, Geographie der Länder, Natur und Himmelskörper. Je mehr Allgemeinwissen, desto leichter wird das Leben. Spezialwissen ist für den Beruf, um den Lebensunterhalt zu verdienen und Allgemeinwissen ist für das Leben.

Wissensvielfalt: Wissen bedeutet der Besitz von Kenntnissen. Gleichzeitig ist das Wissen die Umwelt, in der der Mensch lebt, akzeptiert wird, agiert und etwas erfährt. Weil der Mensch über ein Gedächtnis verfügt, hat dieses Gedächtnis das Recht alles zu wissen woran dieser Mensch ein Interesse hat.

Das gesamte Gebiet der Natur ist ein Wissensbereich. Darunter liegen diverse Bereiche der künstlichen und natürlichen Gebiete, die unendlich sind. Andererseits ist das berufsorientierte Wissen vorwiegend organisiert, angelernt und auch produktiv. Dieses an das System angepasste Wissen gilt als schulisches Wissen, wobei nach Erfüllung bestimmter Kriterien ein staatlich anerkanntes Zeugnis als Wissenschaftler akkreditiert wird. Diese Anerkennung ist nur für die Berufsausübung gedacht. Ein Mediziner mit solcher Akkreditierung darf Kranke behandeln, aber das Wissensgebiet Medizin ist nicht sein Eigentum oder seine Monopolstellung.

Berufliches Wissen hat Verantwortung. Deshalb sind die Vertiefung und Eingrenzung wichtige Kriterien. Dagegen ist das berufsunabhängige Wissen grenzenlos und vielfältig. Weil jeder Mensch ein Unikat ist, verfügt er über unterschiedliche Wissensinteressen. Das gegenwärtige Zeitalter bietet enorme Möglichkeiten um das Wissen zu erweitern und fast alles zu wissen, woran der Mensch Interesse hat.

In früheren Zeiten, als ein Mensch über viel unterschiedliches Wissen verfügte, wurde er als ein Mensch mit lexikalischem und enzyklopädischem Wissen akkreditiert. Nur, weil dieser Mensch wie ein Lexikon und eine Enzyklopädie ein bisschen von vielem wusste. Diese Art Wissen macht den Menschen frei in seinen Gedanken, er entwickelt Selbstbewusstsein, fühlt sich selbst nicht als minderwertig und erweitert den Horizont seines Bewusstseins. Sei es Mathematik, Geschichte oder Medizin, über alles kann man sich informieren. Die Grundkenntnisse der Mathematik beruhen darauf, dass etwas zunimmt oder abnimmt. Die Humanbiologie, die Erkrankung und das entsprechende Mittel dafür beinhaltet das Reich der Medizin und die Politik von heute ist die Geschichte von morgen.

Gehen Sie zuerst alle Buchstaben durch und suchen Sie Gebiete oder Bereiche, die für Sie von Interesse sind. A für Astronomie, B für Botanik, C für Chemie.........Z für Zoologie und so weiter – Sie finden auf diese Weise endlose Gebiete des Wissens. Oder Sie haben Interesse an Reisen und brauchen dafür geographisches Wissen. Hier werden Sie vorwiegend etwas über die Natur und die Menschen erfahren. Wenn Sie etwas interessiert und Sie darüber etwas wissen wollen, zögern Sie bitte nicht und denken Sie dabei, niemand weiß über alles Bescheid.

Das Festkleben oder Fixieren nur an das eigene berufliche Wissen kann zur Demenzerkrankung führen, weil nach der Rente die Einsätze für Ihr Wissen fehlen, aber ein vielfältiges Wissen im Kopf ist das Gegenteil von Demenz.

Ständig Denken und sich beschäftigen

Der Mensch muss sich lebenslang beschäftigen, sei es geistig oder körperlich, obwohl eine Kombination von beiden die beste Lösung ist. Nur im Schlaf hat der Mensch keinen Einfluss auf die Ereignisse, ob er sich bewegt oder ob er über ein bestimmtes Thema träumt. Ansonsten sind in allen Lebenslagen beide Aktivitäten möglich.

Wenn der Mensch wegen der Denkfaulheit das Denken ausschaltet, wird es zunehmend fatal. Außerdem leidet derjenige, der in seinem Leben ständig kämpfen muss, nicht an Demenz. Oft ist der Tod einfacher als am Leben zu bleiben.

Grenzenlose Beschäftigung: Puzzeln, Kreuzworträtsel lösen, Quizfragen, Quizsendungen im Radio oder Fernseher mitmachen und darauf sich vorbereiten, das tut gut. Selbst ein kleinster Erfolg beim Puzzeln oder beim Kreuzworträtsellösen bringt enorme Freude. Die Tätigkeiten dafür verlangen eine grenzenlose Beschäftigung. Dieses Allgemeinwissen aus allen möglichen Bereichen verdrängt das überflüssige und unnötige Wissen aus dem Berufsleben.

Ein Beispiel: Sie arbeiteten als Konditor oder Pastor für vier Jahrzehnte und haben sich kaum mit Themen aus anderen Bereichen beschäftigt. Jetzt taucht ein Wort im Kreuzworträtsel mit elf Buchstaben auf, eine Hauptstadt in Afrika (OUAGADOUGOU). Ihr Wissensbereich liegt vorwiegend in der Theologie oder Patisserie. Plötzlich sind Sie konfrontiert mit allen Fächern des Wissens und dies lässt Sie nicht in das tiefe Loch der Demenz fallen.

1. Hauptstadt in Afrika – mit 11 Buchstaben (links nach rechts)

Antwort: OUAGADOUGOU (Die Hauptstadt von Burkina Faso)

2. Das höchste Gebirge der Welt – mit 8 Buchstaben (oben nach unten)

Antwort: HIMALAYA

3. Nahe liegende Galaxie – mit 9 Buchstaben (links nach rechts)

Antwort: ANDROMEDA

Sie überlegen sich unendlich viele Hauptwörter aus allen Wissensbereichen wie MAHAGONI, KLAPPERSCHLANGE oder KELPWALD und versuchen selbst ein interessantes Kreuzworträtsel herzustellen. Von links nach rechts und von oben nach unten stellen Sie ein kleines Kreuzworträtsel mit 8x12 Buchstaben her. Das erste kann ein bisschen schwierig sein, aber danach wird es immer einfacher und Sie können Ihre Kreuzworträtsel an Zeitungen oder Zeitschriften schicken.

Vergesslichkeit

Die Vergesslichkeit wird oft mit einer Erinnerungslücke und Gedächtnisstörung verglichen, obwohl diese Behauptung ziemlich banal ist. Vergessen werden die Dinge, die wenig interessant sind und nicht häufig vorkommen. Die Zeit geht vorwärts und es ist nicht möglich sich an alle Ereignisse des Lebens zu erinnern. Erfolge, Niederlagen, Erfahrungen und Ereignisse sind schwierig zu vergessen. Dagegen werden Namen von Menschen, die selten getroffen werden, Statistiken, Songtexte oder Träume von der letzten Nacht gewöhnlich vergessen und das hat mit Demenz nichts zu tun.

Um die Vergesslichkeit zu vermeiden, gibt es zwei Möglichkeiten – erstens, der Mensch muss wissen was wichtig und was unwichtig ist. Die unwichtigen Sachen können dann einfach aus der Erinnerung verloren gehen. Ein Beispiel: Heute vor etlichen Jahren gab es einen Wirbelsturm - das kann einfach vergessen werden, weil dieses Ereignis im Laufe der Jahre uninteressant wird. Nicht vergessen werden sollen die wichtigen Termine und die routinemäßigen Aufgaben. Ab einem bestimmten Alter soll man sich tagtäglich an die wichtigen Sachen erinnern und aufpassen.

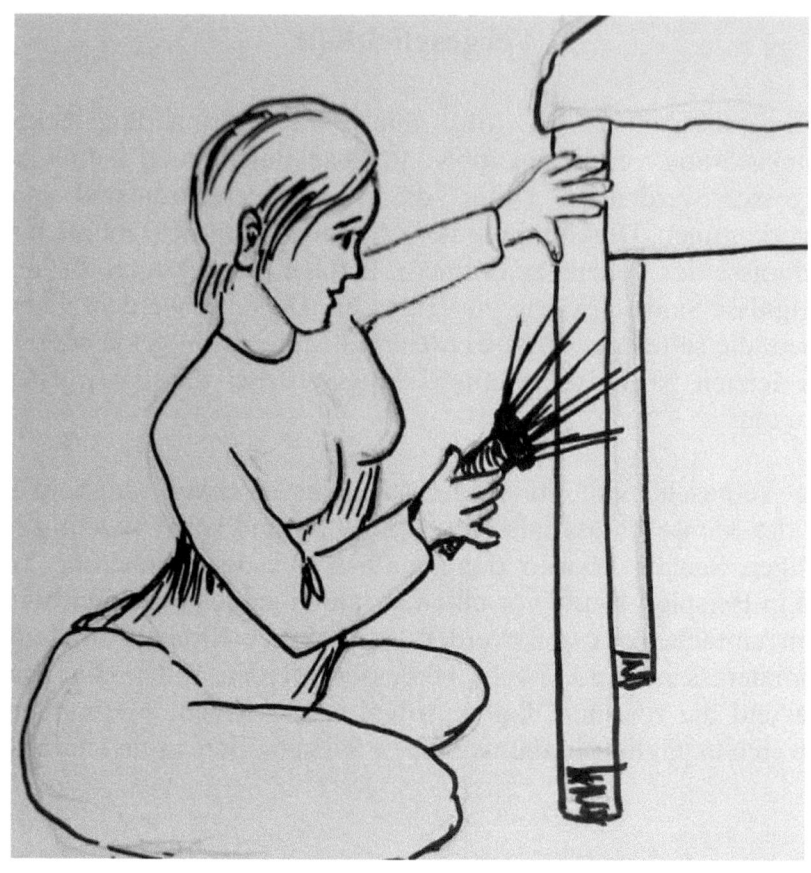

Mit einer Taschenlampe sucht jemand: "Wo ist die Taschenlampe?"

Es gibt keine Pille gegen die Vergesslichkeit, das einzige handfeste Mittel ist Gehirntraining. Dieses Gehirntraining sollte jeden Tag früh am Morgen beginnen, um es dann den ganzen Tag durchführen zu können. Nicht vergessen, bevor Sie Ihre Unternehmung beginnen, einen Startcheck zu machen: Ist alles da, der eigene Schlüssel, Portemonnaie, Ausweis? Abends im Bett, sollte dann ein Rückblick des Tages stattfinden um festzustellen, ob irgendetwas vergessen wurde. Ein intensiver Tages-Rückblick hilft vielen Menschen gut einzuschlafen.

Erinnerung: Die Erinnerung ist der Rückruf eines vorherigen Geschehens, das mit einer Zeit oder mit Ereignissen verbunden ist. Die Kindheit, eine Hochzeitsparty oder plötzlich auftauchende alte Bekannte sind die Erinnerungen. Erinnerungen sind ebenfalls unterschiedlich wie die Gedächtnisse.

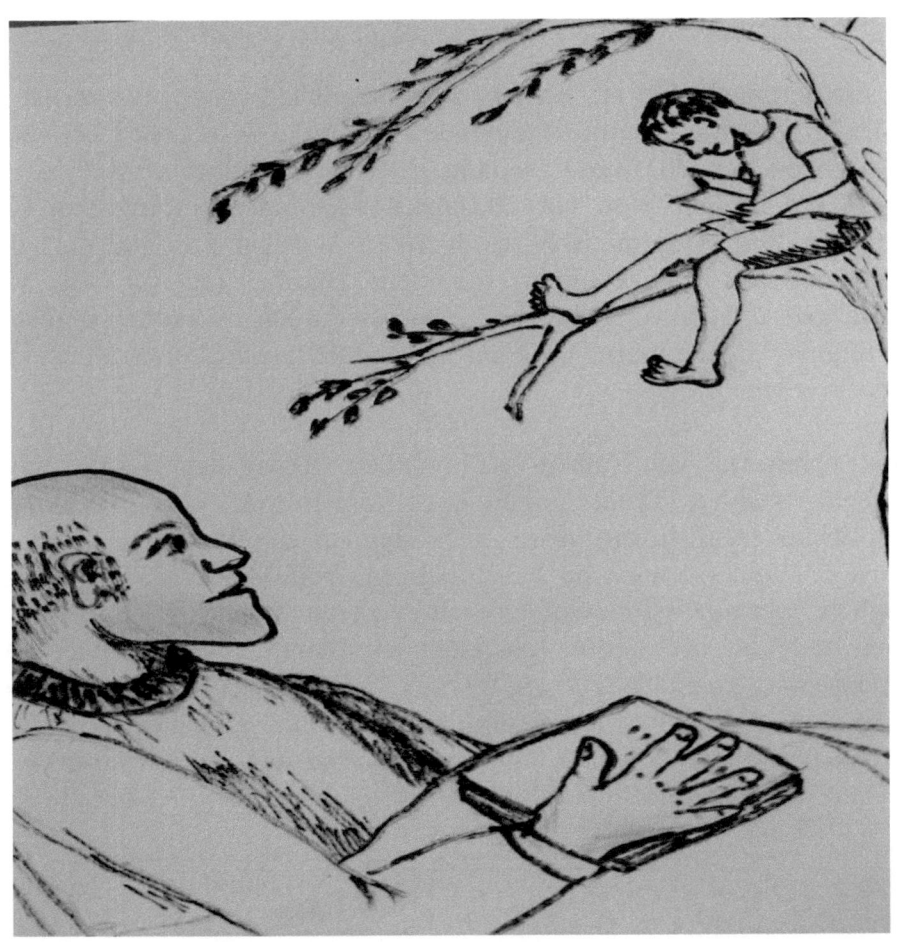

Erinnerung an die Kindheit

An wichtige Dinge kann man sich eher erinnern als an eine Ansammlung von grenzenlosem Wissen. Es ist ganz normal, wenn man sich an etwas aus dem ehemaligen Berufsleben nicht mehr erinnern kann, weil es nicht mehr zur Routine gehört. Vor der Bildung eines Urteils über meine eigene Person muss ich überlegen, ob ich unter Wahrnehmungsstörungen leide. Wenn ich die Dinge in der Gegenwart erkennen und mich erinnern kann, dann ist alles in Ordnung.

Die Erinnerungslücke ist weder eine Krankheit noch ein ernst zu nehmender Zustand. Wenig bedeutende Abschnitte des Lebens können in Vergessenheit geraten. Wenn es dann plötzlich wichtiger wird, wie zum Beispiel ein Ereignis von vor 20 Jahren während eines Urlaubs, kann dieses wie folgt systematisch rekonstruiert werden: Es wird mit dem Beginn der Reise angefangen, mit dem Datum, Tag für Tag wird rekonstruiert, es wird versucht sich in die Zeit zurückzuversetzen und so an die Ereignisse zu erinnern. So kann die Erinnerungslücke als Lückentest erledigt werden.

Namen erinnern: Die Namen von Freunden, Verwandten und Bekannten sind sehr wichtig. Dann folgen die Namen von wenig bekannten Persönlichkeiten. Erinnern muss man sich an die Vornamen oder die Nachnamen und oft auch an beide Namen. Von Menschen, denen man tagtäglich begegnet, ist es einfach sich an deren Namen zu erinnern. Die Namen von in der Ferne lebenden Familienmitgliedern und guten Freunden sind ebenfalls gut zu merken. Kompliziert wird es sich die Namen von denjenigen zu merken, denen man selten begegnet. Die Situation wird peinlich, wenn Ihnen bei einer Begegnung mit einem alten Bekannten der Name nicht einfällt.

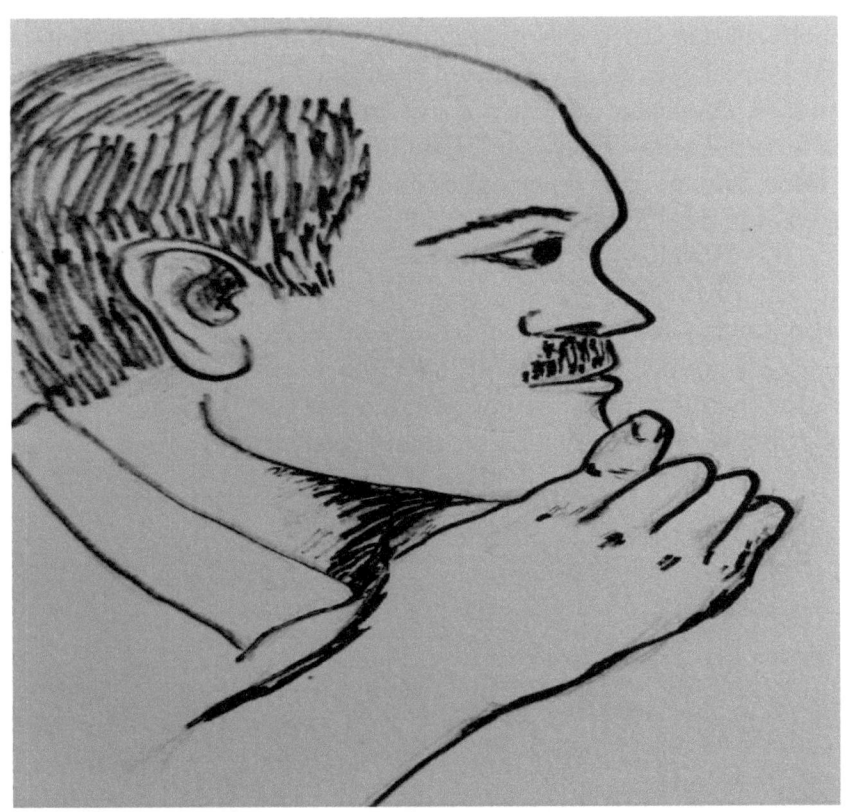

Wie heißt denn bloß der Mann? Der Name fällt mir einfach nicht ein

Um sich an die zahlreichen Namen zu erinnern, sind mehrere Möglichkeiten vorhanden. Zuerst sortieren Sie jede einzelne Person nach jedem einzelnen Buchstaben. Gewöhnlich verfügen die ersten zwei Buchstaben eines Namens entweder über einen Konsonanten und einem Vokal oder einem Vokal und einem Konsonanten. Wenige Namen fangen mit zwei Vokalen oder zwei Konsonanten an. Hier sollten Sie sich möglichst die ersten zwei Buchstaben merken. Wenn Ihnen ein Name nicht einfallen will, gehen Sie so schnell wie möglich das Alphabet durch und im zweiten Versuch versuchen Sie es mit dem zweiten Buchstaben.

Zusätzlich zu der Buchstabeneinordnung können Sie jeden Namen mit einer Eselsbrücke (mnemotechnisch) verbinden. Tiere, Bäume, Früchte, Städte oder Gegenstände können dabei behilflich sein. Ein Beispiel: Wolf für Wolfgang, Fahrradhelm für Helmut, Frau für Frauke, Frankfurt für Frank oder Banane für Anne. Die Eselsbrücken sind mit den eigenen Gedanken verankert, eine eigene Erfindung und nicht übertragbar.

Die Namen abzurufen ist ein sehr gutes Schlafmittel. Sie bilden in Gedanken einen Kreis, in dem nur Sie sich befinden. Gefühlsmäßig rufen und holen Sie immer eine Person in diesen Kreis hinein. Der Kreis wird immer größer und wahrscheinlich werden Sie am nächsten Morgen vom Wecker geweckt, aber Sie leiden nicht an Demenz.

Gedächtnisverlust

Mit zunehmendem Alter kann eine Art Reduzierung des Gedächtnisses vorkommen. Es ist keine Krankheit, sondern ein ganz normales Verfahren, weil sich zu viele Informationen im Gehirn ständig anhäufen und dabei passiert es manchmal, dass der Mensch sich an die Information nicht mehr erinnern kann. Auch durch einen Unfall, Krankheiten, Medikamentenkonsum oder übermäßigen Alkoholkonsum kann der Mensch an Gedächtnisverlust leiden.

Wenn das Gehirn wie eine Festplatte für die Datenspeicherung funktionieren würde, könnte man diese immer wieder entleeren und hätte neuen Platz zur Verfügung, aber das Gehirn erlaubt es nicht und allein aus diesem Grund kann Gedächtnismangel auftauchen.

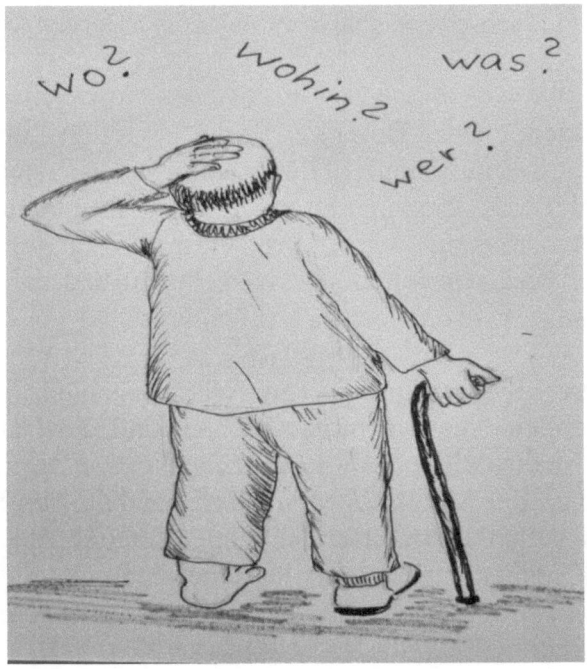

Ich weiß nicht was mit mir los ist

Wenn der Mensch anfängt zu fühlen, dass er an Gedächtnisverlust leidet, soll er am besten versuchen die wenig bedeutenden Informationen wie wirtschaftspolitische Geschichte, Unterhaltungen, obligatorisches Lernen aus der Vergangenheit und so weiter einfach zu vergessen, nicht mehr daran zu denken und stattdessen lieber die glorreichen Zeiten der Vergangenheit zurück verfolgen.

Hier beginnt das Leben in der Kindheit, geht über die Pubertät, zur Jugendphase, weiter als Heranwachsender, Volljähriger, Erwachsener und weiter bis zur Gegenwart. Der Mensch sollte sich an unterschiedliche Ereignisse in jeder Altersstufe erinnern, auch an Freunde, Verwandte, Bekannte und diese in den Erinnerungen mit aufnehmen, die Ereignisse aufschreiben, immer wieder lesen und dabei erweitern bis zur Gegenwart, so dass die Erinnerungen ziemlich vollständig sein werden. Wenn der Mensch einfach über seine eigene Person und Vergangenheit Bescheid weiß, wird sein Gedächtnis perfekt sein, was eine Demenzerkrankung sehr weit fernhält

Fehler vermeiden: Der Begriff ‚Fehler' verfügt über zahlreiche unterschiedliche Definitionen. Hier handelt es sich um einen Flüchtigkeitsfehler von spontan durchgeführten Tätigkeiten. Anstatt das Bremspedal zu drücken, wird das Gaspedal gedrückt oder der Haustürschlüssel wird von innen stecken gelassen und dabei die Tür von außen zugezogen.

Fehler passieren nicht aufgrund von Wissensmangel, sondern durch mentale Abwesenheit. Die Flüchtigkeitsfehler sind die Hauptursache der zahlreichen Haushaltsunfälle. All diese Fehler können vermieden werden, vorausgesetzt, dass der Mensch systematisch handelt. Das bedeutet, jeder Schritt wird im vollen Bewusstsein durchgeführt und bei empfindlichen Aufgaben wird immer ein kurzer Startcheck durchgeführt. Bei jeder Handlung sollte man immer und ständig sich selbst in Gedanken die Frage stellen: "Bin ich richtig"?

Denken und kontrollieren ist zeitaufwändig, aber der Zeitverlust ist besser als einfache Fehler, die sich nicht rückgängig machen lassen beziehungsweise nur problematisch rückgängig zu machen sind. Ein Flüchtigkeitsfehler basiert nicht nur darauf, dass die Gedanken gerade anderswo gelagert sind, sondern es handelt sich vorwiegend um eine Art Apathie.

Denken kann eine mentale Müdigkeit verursachen und aus diesem Grund erspart man sich diese ständige Aufgabe. Als Resultat wird die Denkkraft allmählich träge, passiv und tatenlos. Wenn die Gehirnmasse von der Denkaufgabe befreit wird, wird es schwierig sein diese wieder zu aktivieren und führt automatisch zur Demenzerkrankung.

Depression

Klinisch oder medizinisch wird Depression als Krankheit behandelt, indem das Thema sehr ernst genommen und dabei eine Wissenswelt darüber entwickelt wird. Im Grunde genommen ist Depression eine sehr neue Krankheit, die vorwiegend in der Wohlstandsgesellschaft vorkommt. Alte Literaturen vermitteln kaum Informationen über diese Krankheit, anstelle dessen wird höchstens erwähnt, dass eine bestimmte Person traurig war.

Schmerzen, Fieber, Hautausschlag, Bakterien, Viren, Parasiten oder irgendwelche derartige Leidsymptome können keine Beweise für eine Depression vermitteln. Das einzige Anzeichen für Depression ist Traurigkeit. Es gibt unendliche Gründe dafür, dass der Mensch lang- oder kurzfristig traurig sein kann. Das beste Mittel, um einer Depression zu entkommen, ist diese sogenannte Krankheit für die eigene Person nicht anzuerkennen, weil eine langfristige Depression sicherlich eine Gefahr für eine Demenzerkrankung ist.

Es gab eine Fallbeschreibung, in der ein an Depression leidender Mann irrtümlich für ein Verbrechen beschuldigt wurde. Der junge Mann reagierte stark und verteidigte seine Unschuld so heftig, dass er seine sogenannte Umlaufbahn der Depression verlassen hatte.

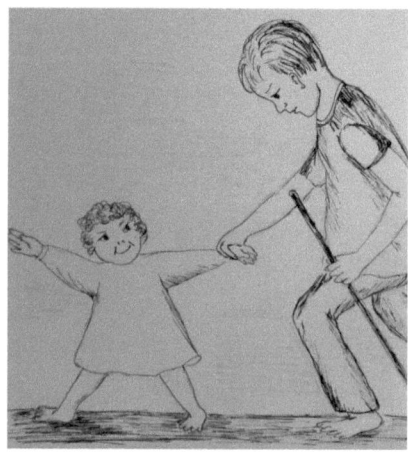

Angst, Sorge, Aufregung, Schreck oder Furcht

Unter allen obengenannten Begriffen versteht man einen Unruhezustand des Körpers. Die Ursachen und die Wirkungen sind unterschiedlich. Angst vor einem Gewitter und Angst getötet zu werden sind zwar nicht gleich, aber in beiden Fällen befindet sich der Körper in einem unruhigen Zustand. Oft zeigten die Hinrichtungsopfer weniger Angst als viele der Zuschauer, weil sich das Opfer sicherlich mit der Hinrichtung beschäftigt, abgefunden und diese akzeptiert hat.

Das Geräusch eines Überflieger-Flugzeugs verbreitete bei einer Frau immer Angst. Als eines Tages ihr geliebter Ehemann, ein Kampfjetflieger, abgestürzt und getötet wurde, hatte sie keine Angst mehr vor Flugzeuggeräuschen. Die Ängste sind Erwartungen, die man nicht haben möchte.

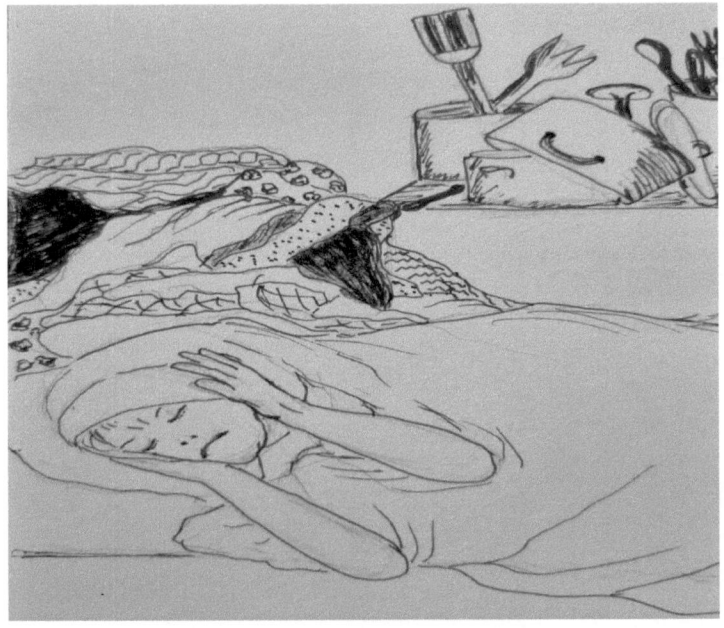

Angst

Angst ist gleichzeitig eine Abwehrkraft des Lebens. Ohne Angst wird das Überleben gewagt und gefährlich sein. Die beste Auswahl ist, dass man mit der eigenen Angst eine sehr gute Freundschaft abschließt und bei unvorhersehbaren Handlungen die Angst auf eine Erkundungstour vorausschickt, so dass der Körper vorbereitet sein kann. Das wirkt wie ein Impfstoff, der das Immunsystem stärkt.

Angst ist kein Erreger wie ein Virus oder eine Bakterie. Angst ist eine hochmolekulare Verbindung, die sehr schnell zustande kommen und ebenso schnell abgebaut werden kann. Das Angstmanagement verlangt nur eine effiziente Denkkraft.

Die größte Angst für Sie kann die Sterbensangst sein, aber jeder Mensch weiß, dass er oder sie eines Tages sterben muss. Mit dieser Vorstellung können Sie Ihre Ängste weitgehend unter Kontrolle halten.

Wut, Zorn, Ärger

Der Mensch regt sich auf, wird zornig, wütend, ärgert sich, nicht selten verliert er die Nerven und bekommt wahrscheinlich dabei einen Schlaganfall. Bei all diesen Zuständen gibt es eine chemische Veränderung im Körper, wobei eine hochmolekulare Verbindung zustande kommt. Diese hochmolekulare Verbindung ist giftig, sehr giftig und kann den Menschen töten.

Der Weg sich nicht zu ärgern ist sich ständig zu beruhigen, ruhig zu bleiben, alle Arten von Geschehnissen in Ruhe zu analysieren, zu betrachten und zu versuchen die wütenden, zornigen Entscheidungen zu verschieben.

Bei plötzlich auftretender Aufregung trinken Sie reines, kaltes Wasser, gucken Sie in die Richtung des Weltraums, Sie werden sehen wie unendlich das Weltall ist, versuchen Sie in Zeitraffer einen Überblick zu gewinnen. Wenn Sie die wütende, zornige Situation meistern können, sind Sie ein erfolgreicher Mensch.

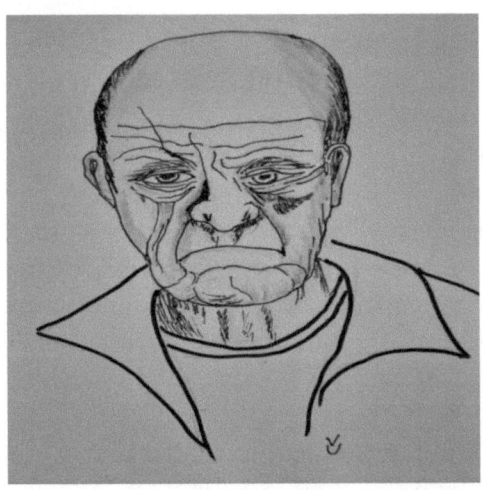

Er ist sehr wütend

Verbrechen-Vorhabensbekämpfung: Alle Taten, die gesetzlich nicht zugelassen sind, können als Verbrechen bezeichnet werden. Zivilisation besteht hauptsächlich aus Reformen und Verboten. Die Gesetze sind einheitlich und gelten für alle Menschen, die innerhalb eines bestimmten Systems leben.

Aber die Menschen sind unterschiedlich und verfügen über verschiedene Arten von Lebensvorstellungen. Träume, Wünsche oder das Verlangen sind immer ein Teil des Lebens und all die sieben Sachen des Lebens liegen nicht immer unter den gesetzlich zugelassenen Begierden. Die Vorstellungen, jemanden zu ohrfeigen bis hin zum Kapitalverbrechen, können sich in einem Menschen ausbreiten und ihn darunter ständig leiden lassen.

Planen Sie ein theoretisches Projekt um diese Untat zu ermöglichen. Beginnen wir mit einer Ohrfeige. Sie möchten jemandem in der Öffentlichkeit eine Ohrfeige verpassen. Alles wird von Ihnen sehr gut geplant und durchdacht. Die Chance kommt und Sie führen es in Gedanken durch.

Ein Projekt bleibt nicht mittendrin stehen, sondern geht weiter. Die Erfolgschancen können 50 zu 50 sein, aber Sie müssen es riskieren. Am besten durchlaufen Sie dieses theoretische Projekt mehrmals gedanklich hin und zurück. Sie befinden sich vor der Tat in einem zornigen oder gierigen Zustand und nach der Tat in einer Welt, wo Sie alles verloren haben und dabei bedauern, warum Sie es getan haben oder Sie haben Erfolg, aber wissen nicht was noch passieren wird. Sie können die Art und Weise der Rache des ganzen Lebens aufschreiben, daraus jeweils ein theoretisches Projekt bilden und dies kann eventuell helfen weiter mit frischen Gedanken zu leben.

Kriminelle Taten: Sie glauben, Sie sind alt geworden, verfügen nicht mehr über viel Lebenszeit und so denken Sie daran nicht erlaubte Praktiken auszuüben. Sie besuchen einen Laden, versuchen Gegenstände mitgehen zu lassen und werden dabei erwischt, weil Sie sowas nie gemacht haben. Sie denken, Sie haben keine Eintragung im Bundeszentralregister und werden deshalb freigesprochen, aber Sie werden ein Krimineller im hohen Alter.

Viele versuchen eigene wertvolle Gegenstände im hohen Alter zu verkaufen und irgendwann wird versucht nicht eigene Gegenstände günstig zu verschleudern. Bei Erfolg gehen diese Praktiken weiter und Sie werden ein Krimineller.

Die anderen kriminellen Taten sind sexuelle Übergriffe, Geisterfahrer, die Zeche prellen beziehungsweise nach dem Essen ein Restaurant verlassen ohne zu bezahlen, Geld ausleihen ohne es zurückzuzahlen und viele andere Taten, die man sich im hohen Alter als endliche Freiheit erlaubt. Das Verhängnis dabei ist, dass der Mensch nicht weiß wie lange er leben wird.

Beschäftigungskatalog für Rentner

Das wertvollste einer Nation ist ihre Bevölkerung. Jedoch ist die Qualität der Bevölkerung in jedem Alter wichtiger als ihre Größe oder ihr Reichtum. Allerdings fällt in den modernen Industriestaaten diese Entwicklung ziemlich ungünstig aus. Menschen im Arbeitsalter genießen einen vollständigen Wohlstand. Zusätzlich zu den Steuern bezahlen sie eine bedeutende Menge ihres Einkommens an die Rentenversicherung, so dass ihnen ab einem bestimmten Alter eine Rente für den Rest ihres Lebens ausgezahlt wird.

Viele Menschen wünschen und warten auf ihre Rente und denken dabei ein üppiges und verantwortungsfreies Leben mit viel Zeit zu verbringen. Leider trifft dies für viele Menschen nicht so ein wie sie es dachten. Nach ein paar Urlauben, Ferien und Feiertagen taucht allmählich der Alltag auf. Außer der Erledigung der gewöhnlichen Aufgaben fehlt irgendetwas im Rentenleben, man wird immer nachdenklicher und irgendwann wird der Arzt die Symptome eines Gedächtnismangels feststellen.

Jeder wird alt, vorausgesetzt, der Mensch hat Glück. Die Definition der Rente ist nicht ganz korrekt. Man bezahlt einen kleinen Anteil seines Einkommens als Rentenbeitrag ein. Aber die ausgezahlte Monatsrente ist in der Regel viel höher als die Monatsbeiträge zur Rentenkasse. Die Rente beträgt oft 60 bis 70% des Gehaltes, aber die Beiträge waren viel weniger. Also, man bekommt viel mehr Geld als man eingezahlt hatte und das ist wie ein Monatsgehalt, weil die Verpflichtungen nicht mehr da sind. Ein regelmäßiges Einkommen für das Nichtstun ist etwas unnatürlich und nicht plausibel.

Es ist richtig, dass nach einer langen eintönigen Beschäftigung dem Menschen ein bequemes Leben ermöglicht wird, aber das bedeutet nicht, dass der Mensch wie ein ausrangiertes mechanisches Gerät stillgelegt wird. Ein Beschäftigungsplan für die Rentner muss ins Leben gerufen werden. Es muss keine Pflicht, Verantwortung oder Regelmäßigkeit verlangt werden, aber dass der Rentner etwas tut, muss nachgewiesen werden.

Urlaub, Freizeit, Abendschule, Sportverein, Wegweiser für Touristen oder als Freiwillige in der Heilsarmee, alles gehört zu einer körperlichen und geistigen Beschäftigung. Die Rentenkassen und die Krankenkassen müssen einen großen Fragen- und Beschäftigungskatalog für Rentner und Rentnerinnen zustande bringen. Die unproduktivste Aufgabe kann als sehr produktiv dargestellt werden, indem der Mensch gesund bleibt.

Ein großes Potential ist vorhanden, man muss es nur erkennen und ernst nehmen. Wenn eine 85jährige so oft wie sie es möchte, die Zustände von Blättern und Blumen in einer Parkanlage beobachtet und als Belohnung die Rente für sie als sicher erklärt wird, wird dies für das System viel günstiger sein, als wenn diese Person bettlägerig mit Demenz behandelt werden muss.

Freiwilliger Dienst ab dem 60. Lebensjahr: Der Staat soll eine Seniorenarmee einrichten, in der gesunde ältere Menschen ab dem 60. Lebensjahr freiwillig in den Dienst eintreten können. Diese Seniorenarmee soll gebührenpflichtig sein, d.h. die Teilnehmer müssen einen Beitrag zahlen, damit sie ihren freiwilligen Dienst ernst nehmen. Immer wieder kann dieser Dienst, je nach Wunsch und Gesundheit, erweitert werden. Diese Seniorenarmee kann für die Gesellschaft vielfältig für wohlwollende Zwecke eingesetzt werden.

In der Seniorenarmee kann unregelmäßig trainiert, paradiert, gemeinsam gelaufen und viele Aktivitäten durchgeführt werden. Dabei bleiben die Körperglieder aktiv und der Mensch bleibt gesund. Das Training soll ohne Pflicht und ohne zusätzliche schwere Aufgaben stattfinden. Es wird noch glaubwürdiger, wenn die Seniorenarmee eine friedliche Uniform tragen würde.

Jeder Teilnehmer kann einen leichten Stock in der Hand tragen. Dieser Stock wird vielfältig benutzt, zum Beispiel beim Gehen, Stehen und sich

Verteidigen. Die wichtigste Aufgabe der Seniorenarmee ist die Aufrechthaltung des eigenen Körpers, der eigenen Gesundheit und des eigenen Geistes – eine Armee gegen Veralterung, Obsoleszenz und Demenz.

Notdurft

Notdurft ist das Resultat des Essens, welches häufig zu sich genommen wird. Nur Säuglinge haben kein Problem mit der Notdurft, weil sie ihr Geschäft erledigen wann sie wollen und wo sie wollen. Kaum fängt der Mensch an auf Befehle zu achten, fängt auch das Problem der Notdurft an.

Kleinkinder halten ihren Pipidrang sehr lange fest, aber wenn der Mensch eine bestimmte Altersstufe erreicht hat, soll der Mensch vorsichtig auf die weiteren Abschnitte des Lebens vorbereitet sein, sonst kehrt er zum Säuglingsalter zurück und verrichtet seine Notdurft wann und wo der Drang auftaucht.

Verfügbarkeit einer WC-Anlage, Abstand der Notdurft, psychischer Einfluss auf die eigenen Nerven, nicht nervös werden und nicht locker oder unbekümmert bleiben sind die wichtigen Voraussetzungen für die Beherrschung der eigenen Notdurft.

In modernen Gesellschaften tragen viele ältere Menschen eine Windel, aber der Mensch soll es nicht bis zu diesem Zustand kommen lassen. Bei frühzeitiger Vorbeugung durch Übungen des Schließmuskels kann die Notdurft weitgehend unter Kontrolle gehalten werden.

Ab dem 50. Lebensjahr werden Sie merken, dass der Notdurft-Drang zunehmend intensiver wird. Ändern Sie sofort Ihre Ernährung um über Ihre Organe weiterhin die volle Kontrolle zu haben.

Selbst der Obdachlose, der keine Toilette zur Verfügung hat, verrichtet gewöhnlich seine Notdurft nicht in der Hose. Das Leben eines gesunden Obdachlosen ist besser als das eines an Demenz leidenden Menschen, der eine Windel tragen muss, die unbewusst voll wird.

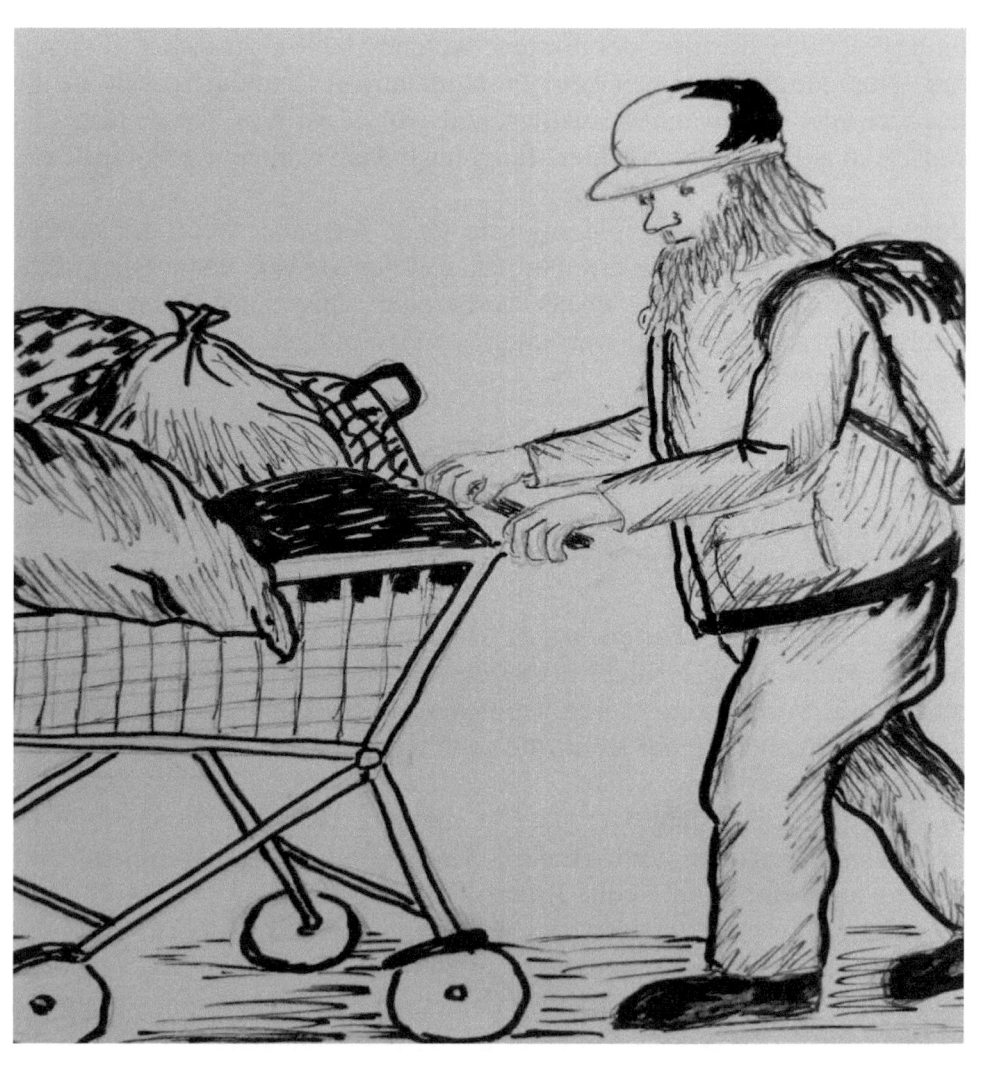

Notdürftiger obdachloser Mann

Ernährung

Als Vorbeugung von einer Demenzerkrankung wird als erstes empfohlen die geistigen, sozialen und körperlichen Aktivitäten aufrecht zu erhalten. Diese Empfehlung ist sehr allgemein.

Unter körperlicher Aktivität werden Arbeit oder sportliche Bewegung verstanden. Aber die geistigen und soziale Handlungen sind nicht einfach zu definieren, weil jeder Mensch seine eigene Vorstellung darüber hat. Außerdem ist Demenz eher eine stoffwechselabhängige Krankheit, die mit körperlicher Bewegung oder geistiger Beschäftigung nicht viel zu tun hat.

Die häufigen Ursachen einer Demenzerkrankung sind Herzrhythmusstörungen, Diabetes und Hypertonie. All diese Krankheiten können auch als Ernährungskrankheiten bezeichnet werden. Die Ernährung ist die wichtigste Vorbeugung für alle Arten der Demenzerkrankungen und diese wird klinisch nicht zum Ausdruck gebracht.

Gesättigte Fette, erhöhter Cholesteringehalt, erhöhter Eisengehalt können zu Gefäßerkrankungen, Herzrhythmusstörungen oder zu Diabetes führen. Die Ursachen dieser Erkrankungen beruhen auf dem Konsum von Nahrungsmitteln tierischer Herkunft. Fisch, Fleisch, Milch und Eier sind die Grundnahrung der modernen Wohlstandsgesellschaft.

Der Mensch ist kein Raubtier um alle Art von tierischer Nahrung zu konsumieren. Die hochwertigen Produkte wie Fleisch, Fisch, Milch und Eier werden geliefert und der Mensch konsumiert regelmäßig eine Menge davon. Diese tierischen Produkte werden zuerst verdaut und dann folgt das Phänomen des Stoffwechsels. Die Vorphasen vom Stoffwechsel sind Nahrungsaufnahme und Verdauung. Diese Art Nahrungsaufnahme im hohen Alter kann viele Krankheiten, inklusive Demenz, verursachen.

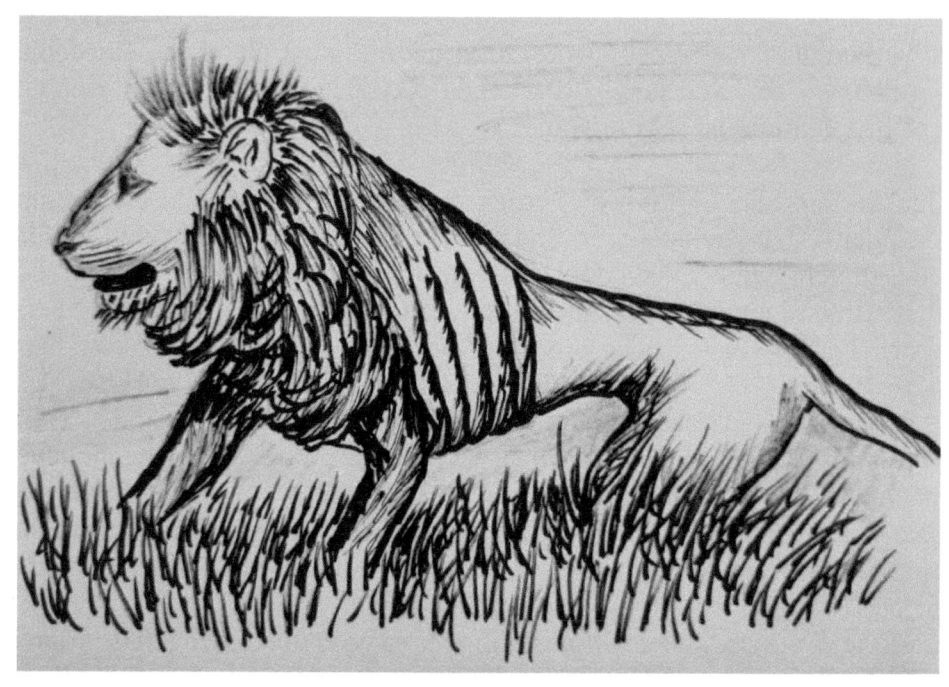

Ein betagter Löwe

Ein Löwe in der Natur kann acht bis zehn Jahre alt werden, dagegen erreicht seine Beute, ein afrikanischer Büffel, der sich nur von Pflanzen ernährt, das Dreifache des Löwenalters. Außerdem wird der Büffel im hohen Alter nicht so betagt sein wie der Löwe. Die Mahlzähne des Büffels reduzieren sich durch Abnutzung, aber der Löwe verliert seine Zähne und sein Lebensende ist viel schlimmer als das des Büffels.

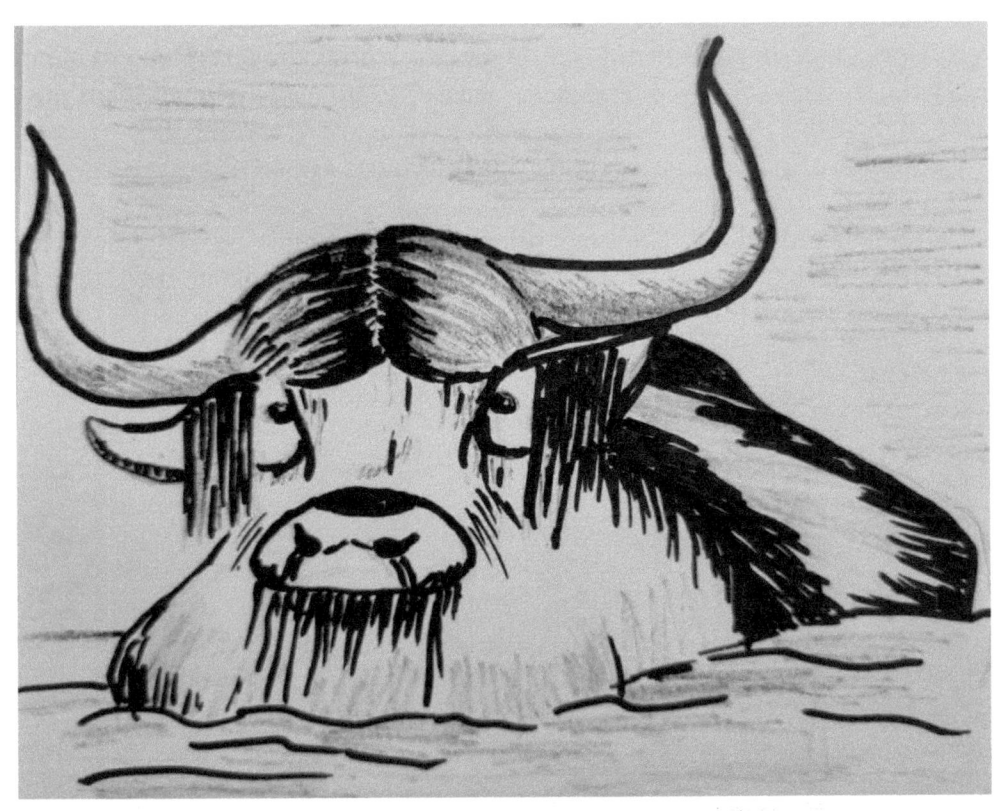

Ein betagter Büffel

Atemwegskrankheiten, vorwiegend verursacht durch Viren, hat direkt mit dem Fleischkonsum zu tun. Die Viren haben keine freie Existenz, sie brauchen einen Wirt um sich zu vermehren. Für diese Vermehrung im menschlichen Körper benötigen sie fremde Proteine um die Außenhülle, genannt Kapsid, herzustellen. Menschen, die gewöhnlich Fleisch konsumieren, verfügen über genügend Fremdproteine um die Kapsid-Bildung der Viren zu ermöglichen.

Der Mensch ist kein Karnivor und soll in seinem Bauch auch keine Halde von Tierkadavern einrichten. Nahrungsmittel pflanzlicher Herkunft sind unbegrenzt vorzufinden. Frisches Wasser und pflanzliche Nahrung ermöglichen im hohen Alter ein begeistertes und erfreuliches Leben. Ansonsten profitieren diverse Industrien durch das Geschäft des Alters.

Gute und bekömmliche Nahrung pflanzlicher Herkunft ist zeitgleich ein Heilmittel für den Körper, ansonsten werden die Medikamente die tägliche Nahrung ersetzen.

Allesfresser

Es gibt drei berühmte Spezies in der Natur, die als Allesfresser sehr identisch sind – der Mensch, der Bär und das Wildschwein. In der Natur lebten diese drei Spezies weniger als 24 Jahre. Aber der zivilisierte Mensch hat seine Lebenserwartung um das Mehrfache erhöht und leidet im höheren Alter zunehmend an Krankheiten. Das liegt an der Gewohnheit als Allesfresser. Dieses Allesfresser-Verhalten soll der Mensch nach und nach aufgeben und nur Pflanzenfresser werden.

Viele argumentieren damit, dass die Naturvölker gewöhnlich Fleisch konsumieren - warum werden sie nicht krank? Von Jagd und Fleisch lebende Naturvölker haben oder hatten eine sehr kurze Lebensdauer und starben gewöhnlich bis zum 23. Lebensjahr. Ihre Zähne wurden völlig abgenutzt, fielen raus und zum Ende hin konnten sie kaum noch Fleisch essen.

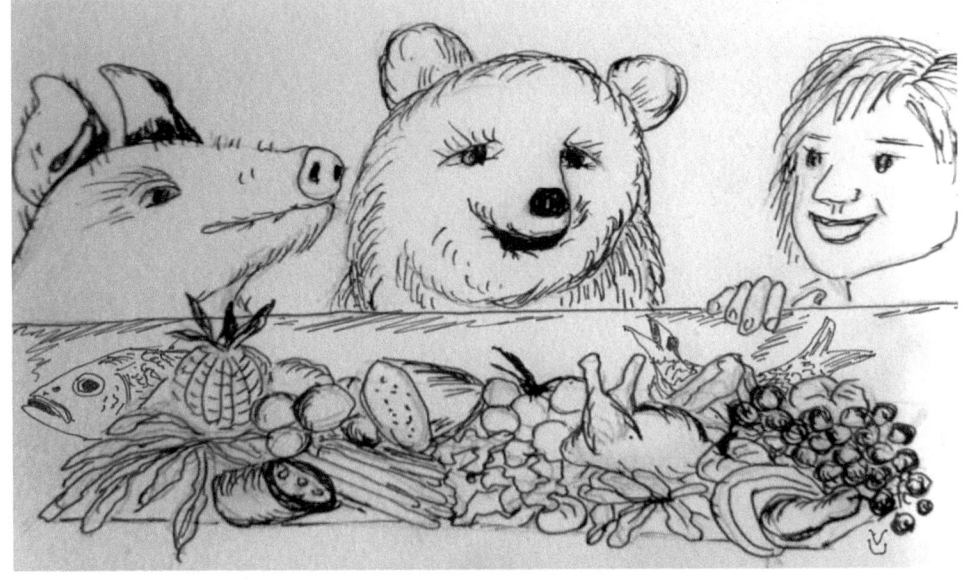

Allesfresser

In der Natur fressen die Pflanzenfresser vorwiegend im Tageslicht. Dagegen jagen und fressen fleischfressende Tierarten Tag und Nacht, da sie von einem Tier fast alles konsumieren. Der Mensch ist das einzige Lebewesen, das in der Dunkelheit künstliches Licht benötigt um Essen zu sich zu nehmen. Das bedeutet, dass der Mensch in der Nacht kein Essen zu sich nehmen soll, besonders nicht Fisch und Fleisch, sonst werden ihm die Gräten und Knochen zum Verhängnis. Als Ausnahme sind Menschen oberhalb des Polarkreises wegen des langandauernden Sommers oder des dunklen Winters von dieser Untersuchung ausgeschlossen.

Fleisch

Fleisch ist eine Bindegewebe-Muskulatur, die am Knochen festgehalten wird und damit eine Körperform ermöglicht. Durchschnittlich besteht der Tierkörper zu 76% aus Wasser. Die restlichen 24% variieren je nach Tierart im Fett- und Proteingehalt, wobei der Fettanteil ein Drittel höher ist als der Proteinanteil. Kleinere Spuren von Kohlenhydraten, Schadstoffen, Cholesterin, verschiedene Mineralien und Vitamine sind außerdem im Fleisch vorhanden.

Mengenmäßig ist der drittwichtigste Anteil im Fleisch das Eiweiß, das Protein genannt wird. Die Proteine bestehen aus Aminosäuren, eine hochmolekulare Verbindung aus Kohlenstoff, Wasserstoff, Sauerstoff und Stickstoff. Die Proteine sind nicht nur Bestandteile von Fleisch, sondern alle Nahrungsmittel beinhalten Proteine. Ohne die Proteine kommen die Zellen der organischen Produkte nicht zustande.

Ergiebige proteinhaltige Mahlzeiten verursachen einen ergiebigen proteinhaltigen Stuhlgang. Die Trockensubstanz des Kots von wohlernährten Menschen besteht bis zu 30% aus Rohproteinen, Tierkot aus unterschiedlichem Futterverhalten ergeben ebenfalls unterschiedliche Proteinwerte. Rinder fressen hauptsächlich niedrigproteinhaltige Nahrung wie Gras oder Heu. Deshalb enthält Rinderdung nur 8% Rohproteine. Dagegen sind im Kot der Schweine und Hühner aus der Zucht jeweils 24% bis 30% Rohproteine vorhanden. Also, das Wasser im Fleisch verlässt den Körper als Urin und Schweiß, der Proteinanteil im Fleisch verlässt den Körper durch den Stuhlgang und nur der Fettanteil, der als ungesund gekennzeichnet wird, bleibt im Körper vorhanden.

Fleisch enthält Cholesterin. Ein steigender Cholesterinwert im Blut kann zu Herz-Kreislauf-Beschwerden führen. An Mineralstoffen sind vorwiegend Natrium-, Calcium-, Eisen- und Phosphorgehalt im Fleisch vorzufinden und davon ist nur der Eisengehalt von Bedeutung. Eisen ist ein wichtiger Nährstoff für die Pflanzen, welcher mit anderen Nährstoffen in

Hochmolekularverbindungen aus der Erde aufgenommen wird und gilt als zweiwertiges Eisen.

Durch die Nahrungskette aufgenommenes dreiwertiges pflanzliches Eisen wird im Tiermuskel und im Tierblut als zweiwertiges Eisen gespeichert. Dieses zweiwertige Eisenkonzentrat aus Fleisch und Blut wird vom menschlichen Körper schneller und leichter aufgenommen als aus der Pflanzennahrung. Aus diesem Grund raten viele Ernährungsexperten dringend Fleisch zu essen, sonst wäre die Gefahr der Eisenmangelerkrankungen, wie starke Müdigkeitserscheinungen, sehr groß.

Hier treten ungeklärte Fragen auf. Wenn Pflanzennahrung über einen minderwertigen Eisengehalt verfügt, wie kann das Fleisch der Pflanzenfresser ausreichend eisenhaltig sein? Woher bekommen die Pflanzenfresser den hochwertigen Eisengehalt im Körper? Oder, wenn Eisenmangel Müdigkeit verursacht, wie kann nur der reine Fleischfresser Löwe bis zu 18 Stunden am Tag schlafen? Außerdem, muss man unbedingt Eisen im Fleisch suchen oder gibt es Eisen auch in fast aller pflanzlicher Nahrung?

Als der Mensch Kannibalismus praktizierte, hatte er zwei Gründe, diese Tat zu verteidigen. Erstens: Als Herrschaftsdemonstration, indem Feinde zur Abschreckung getötet und verzehrt wurden und zweitens: Durch den Verzehr eines Leichnams unter den Familienangehörigen wurde der Verstorbene im eigenen Körper aufgenommen. So sollte der Verstorbene in den Körpern der Familie weiterleben. Weil es für solche Naturvölker keine Himmelsvorstellung gab, wurde diese Art vom ewigen Leben als Jenseits ausgewählt. In den beiden Fällen von Kannibalismus stand die Ernährung im Vordergrund.

Die Gedanken, im fremden Körper weiterzuleben, scheinen abergläubisch zu sein, aber die Wissenschaft unterstützt diese These, indem die wertvollen Nährstoffe des Fremdkörpers vom neuen Körper aufgenommen und biologisch verwertet werden. Es ist ein Wunsch des Verstorbenen, dass die Familienmitglieder ihn verspeisen sollen. Aber kein Tier möchte gerne von Menschen verspeist werden.

Was motiviert den Menschen Fleisch zu essen? Der Brandgeruch wie bei einem Waldbrand oder der Gammelgeruch der toten Tiere in der Natur gehören zum Urinstinkt, der eine Lust auf Fleisch im Körper entwickelt. Bis zur vollen Wirkung der Totenstarre ist das Fleisch geruchlos. Mit Beginn des Reifeprozesses fängt das Fleisch an zu riechen. Dieser Geruch ist der Verwesungsgeruch, der immer intensiver wird und mit dem vollständigen Zersetzen des Fleisches endet. Fleischgeruch ist Verwesungsgeruch. Die Hitzebehandlung gibt den Fett- und Würzgeruch frei, gemischt mit einer Salzzutat perfektioniert die Psyche den Fleischkonsum

Warum wählt der Mensch das Fleisch, um die wertvollen Nährstoffe aufzunehmen? Um bestimmte Vitamine und Mineralien zu gewinnen, wurde dieser große Umweg ausgesucht. Zuerst werden die Wälder gerodet, Raubtiere getötet, Schädlinge vernichtet, Futter angebaut, gewässert, gedüngt, Tiere gezüchtet, geschlachtet, gekocht, gegessen und dann glaubt man Vitamine und Mineralien aufgenommen zu haben. Also, die Futterpflanze liefert Eisen an ein Rind und das Rindfleisch liefert auf diesem Wege Eisen an den Menschen – eine kompliziert ausgedachte Logistik der Nährstoffgewinnung.

Was ist wichtig am Fleisch, dass es ein Mensch unbedingt essen muss? Ist das Fleisch ein natürliches Nahrungsmittel oder nur der Kadaver von toten oder getöteten Tieren, der entsorgt werden muss? Diese Entsorgung kann durch die Natur, durch die organisierte Müllentsorgung oder durch unsere Mägen stattfinden. Nun die Frage: Welche Entsorgungsform ist besser? Wenn genügend andere Nahrungsmittel vorhanden sind, warum soll man Kadaver durch unseren empfindlichen Verdauungstrakt entsorgen?

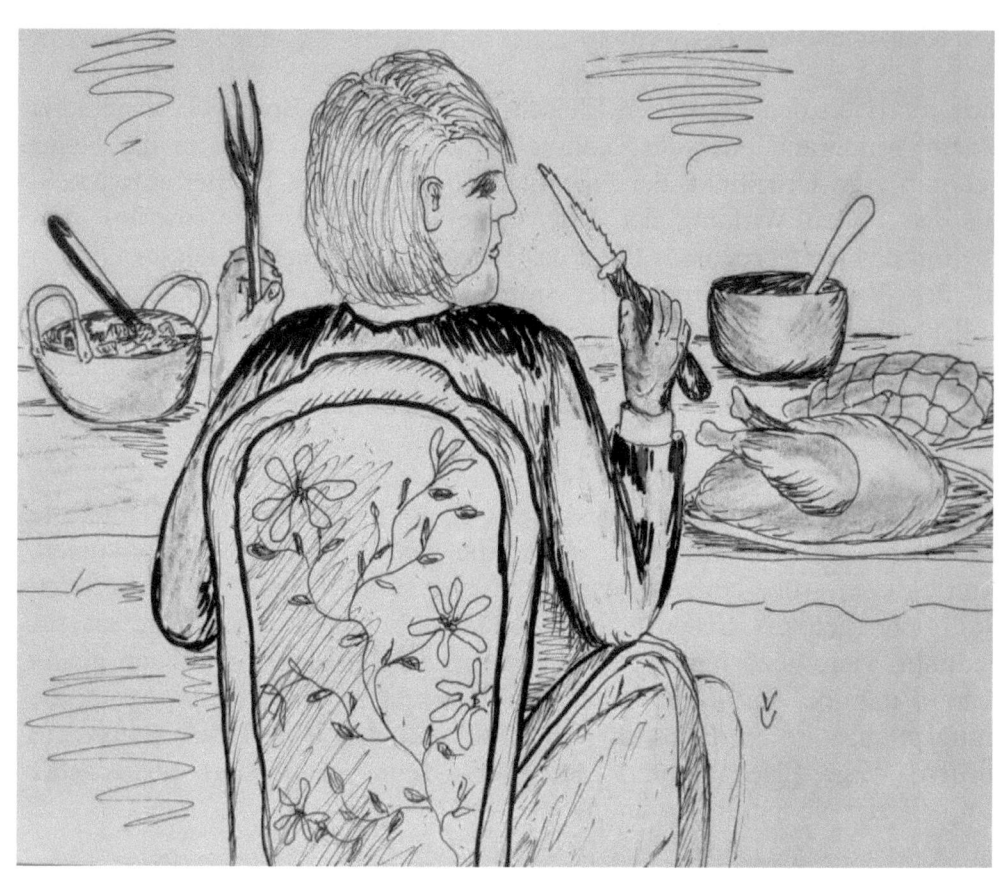

Ohne Fleisch kann ich nicht leben

Fleischkonsum für älter werdende Menschen

Die älteren Pflanzenfresser der Säugetiere in der Natur leiden nicht an den sogenannten Alterskrankheiten, sondern sterben plötzlich an Altersschwäche.

Die vier Lebenszeiten von Menschen sind Kindheit, Jugend, Erwachsensein und das Alter. Die Ernährung in der Kindheit und Jugend kann von den Eltern beeinflusst werden. Die Ernährung im Erwachsenenalter wird in gewisser Weise von der Kindheit und der Jugend beeinflusst. Dieses Alterssegment des Erwachsenseins bestimmt die Ernährung und Gesundheit im Alter. Die Ursachen der meisten Alterskrankheiten wie Diabetes, Herzinfarkt oder Kreislaufkrankheiten haben ihren Ursprung vorwiegend im erhöhten Fleischkonsum. Wenn ältere Menschen plötzlich ihren Fleischverzehr aufgeben würden, würden sie nicht von ihren Beschwerden befreit werden. Aber Erfahrungen haben gezeigt, dass ältere Menschen ohne Verzehr von Nahrungsmitteln tierischer Herkunft besser leben und weniger leiden. Eine rein pflanzliche Ernährung, frisches Obst und Gemüse, frisches Wasser und Bewegung können für ein zufriedenes Leben im Alter sorgen.

Menschen, die über 50 Jahre alt sind, haben bessere Chancen einen angenehmen Lebensabend zu verbringen, wenn sie aufhören würden, Fleisch zu essen. Ältere Menschen, die Fleisch konsumieren, verfügen über einen strengen Körpergeruch, der im zunehmenden Alter strenger wird. Es ist eine individuelle Entscheidung, aber eine bessere Zukunft kann man nur in der Gegenwart gestalten.

Die Altenheime der Industrieländer versorgen ihre Bewohner mit Fleisch und vielen anderen tierischen Produkten. Eine Essensumstellung in den Altenheimen vom Fleisch zur pflanzlichen Nahrung ist im Moment nicht denkbar, aber wäre genau der richtige Weg.

Ältere Menschen der Glaubensgemeinschaft Jainismus, die kein Fleisch essen, leiden weniger an gesundheitlichen Beschwerden. Donald Watson, der Gründer der Vegan-Gesellschaft wurde 95 Jahre alt. Er litt nicht an Alterskrankheiten, er konsumierte kein Fleisch und keine Medikamente. In den letzten zehn Jahren seines Lebens hat Watson die hohen Gebirge in Nordengland erstiegen und starb ruhig im Beisein seiner Familie.

Vitamin B12 Mangel und Demenzerkrankung

Blutarmut ist eine gewöhnliche Krankheit. Höherer Blutverlust durch Verletzungen war ein zusätzliches Problem für Mediziner. George Whipple hat im Jahre 1920 ein Experiment durchgeführt, indem er zahlreiche gesunde Hunde ausbluten ließ und anschließend diese Hunde mit einer Reihe von unterschiedlich pflanzlichem und tierischem Futter versorgte. Einige dieser Futtersorten wie Leber, Niere, Fleisch und Aprikose zeigten eine stark stimulierende Wirkung. Schließlich wählte George Whipple Leber aus, fütterte die Versuchshunde nur mit Leber und sah eine schnellere Erholung.

George Minot und William Murphy übernahmen die Idee von Whipple und führten Versuche an Patienten durch, die an einer perniziösen Blutarmut litten. Minot und Murphy veröffentlichten einen Bericht im Jahre 1926 über die Bekämpfung der perniziösen Blutarmut mit Hilfe einer besonderen Diät, bestehend aus Leber, Niere, Fleisch und Gemüse, wobei die letzteren zwei in größeren Portionen eingenommen werden mussten. In den späteren Veröffentlichungen propagierten sie eine Leberdiät als einziges Mittel, um den Kampf gegen die perniziöse Blutarmut zu gewinnen.

Ein ekelhaftes Experiment hatte begonnen, indem Blutarmut-Patienten mehrmals am Tag nur Leber essen durften; sogar rohe Leber als Patientendiät war keine Ausnahme. Die Experimente wurden in zahlreichen Krankenhäusern in den USA durchgeführt und schließlich weltweit als Lebertherapie oder Leberdiät gegen perniziöse Blutarmut übernommen.

Der Verzehr von Leber, Niere und Fleisch wurde als wichtigstes Mittel zur Blutbildung im Körper vorgeschlagen. Anhand dieser Entdeckung wurde dem Ärzteteam Whipple, Minot und Murphy im Jahre 1934 der Nobelpreis für Medizin verliehen. Bekanntlich gab es bis zu diesem Zeitpunkt in der westlichen Welt keine Veganer, denen Blutarmut hätte etikettiert werden können. Es gab zwar einige Vegetarierverbände, aber sie waren von dem Vorwurf der fleischlosen Ernährung in Verbindung zur Blutarmut nicht betroffen.

Darüber, was in Leber oder Fleisch vorhanden ist, was die Bildung der roten Blutkörperchen unterstützt, wurde lange spekuliert. Mit Hilfe der Röntgenbeugung hatte die englische Chemikerin Dorothy Crowfoot Hodgkin es im Jahre 1956 geschafft, das Molekül, genannt B12, zu isolieren, worauf sie im Jahre 1964 den Nobelpreis für Chemie erhielt.

Die Darmbakterien von Menschen und Tieren produzieren B12, welches Cobalamin genannt wird und versorgen bedarfsgemäß den Wirt damit. Dieses B12 ($C_{62}H_{88}CoN_{13}O_{14}P$) ist ein großes Molekül und deshalb ist die menschliche Darmwand dafür wenig durchlässig. Diese Behauptung scheint ziemlich dubios zu sein, weil die menschliche Darmwand nicht robuster ist als die Darmwand anderer Säugetiere. In der Tat kann der Cobalamin-Haushalt von Menschen durch unterschiedliche Ursachen, wie zum Beispiel durch überhöhten Alkoholkonsum, starke Medikamente, Krankheit oder Unterernährung gestört sein. Deshalb werden die Mikroorganismen nicht in der Lage sein, genügend Cobalamine herzustellen.

Die ursprüngliche Idee, dass der Mensch viel Fleisch essen soll, von Whipple, Minot und Murphy aus den 1920er Jahren, wurde wieder ins Leben gerufen, womit der Vitamin B12 Haushalt intakt bleibt. Merkwürdigerweise wird hier nicht erwähnt, dass die menschliche Darmwand für Cobalaminmoleküle aus Fleisch schwer durchlässig sein soll.

Mit Hilfe der Mikroorganismen lässt sich das Vitamin B12 künstlich und sehr günstig erzeugen, das ebenfalls als Fleischersatz eingenommen werden kann. Die Industrie und der Markt boomen von Vitamin B12 Erzeugnissen. Diese sind keine Medikamente, sondern vegane und vegetarische Lebensmittelprodukte wie Marmelade, Sojamilch, Fruchtsaft,

Brotaufstrich oder Müsliriegel.

Der Vitamin B12-Mangel mit dem Risiko eine Demenz zu entwickeln, besteht, wenn Vergesslichkeit im zunehmenden Alter festgestellt wird und der niedrige Vitamin B12-Gehalt mit der Demenzerkrankung in Verbindung gebracht wird. In der Tat ist eine gesunde Darmflora wichtiger als die Ängste unter einem Vitamin B12 Mangel zu leiden. Die Demenzerkrankung hat damit nichts zu tun.

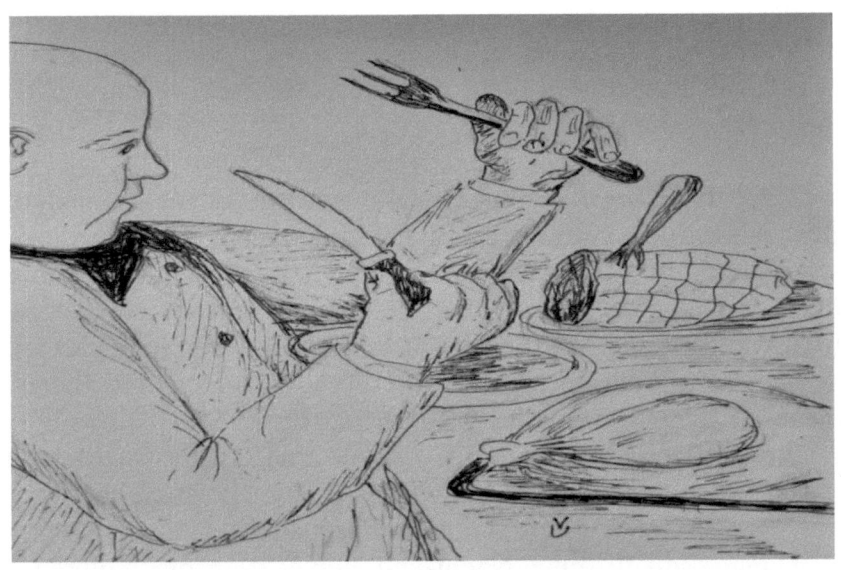

Alles wegen Vitamin B12, sonst esse ich kein Fleisch

Milch

Bis zum Geburtszeitpunkt wird ein Baby oder ein Kalb durch die Nabelschnur von der Plazenta versorgt. Nach der Geburt endet die Rolle der Plazenta und die Brust oder das Euter übernimmt die Versorgung. Milch ist die Flüssignahrung für neugeborene Säugetiere. Neugeborene, die keine feste Nahrung konsumieren können, werden direkt von der Mutter versorgt. Hier funktioniert die Nahrungsaufnahme und Nahrungslieferung von Körper zu Körper, ohne die Berührung von Luft, Wasser oder Erde. Dies ist der einzige Weg der Milchversorgung und die einzige Bedeutung von Milch in der Natur. Aus diesem Grund zählt die Milch von anderen Tierarten nicht als natürliches Nahrungsmittel für den Menschen oder eine andere Spezies.

Produkte, die für Fortpflanzungszwecke erzeugt werden, können eine Nahrungsquelle für die Natur sein. Eier, Samen und Früchte werden bis zu 99% als Nahrung oder Futter verwendet. Selbst das Blut von einem lebendigen Tier ist eine Nahrung für mehrere Tierarten. Aber bekanntlich ist kein Tier auf der Erde vorhanden, dass sich von der Milch eines anderen Tieres ernährt. In Südasien ist eine Überlieferung unter dem Bauernvolk vorzufinden, wodurch wohl der Milchertrag einer Milchkuh durch eine bestimmte Schlangenart zurückgeht. Es soll eine etwa zwei Meter lange gelb-schwarz-geringelte Schlange geben, die sich ausschließlich von Kuhmilch ernährt. Diese Schlange, genannt Guwala-Saap bzw. Melkerschlange, soll in einer Nacht-und-Nebelaktion die hinteren Beine einer Milchkuh zusammenbinden und schließlich vom Euter die Milch aussaugen. Bisher konnten keine Tiermediziner irgendeine Spur von solch einer Schlange an einem Kuheuter feststellen. Wenn das Angebot bestehen würde, könnte die Kuhmilch fast von der gesamten Tierwelt konsumiert werden, selbst ein kuhfressender Tiger würde aus einer Schüssel Kuhmilch zu sich nehmen, aber das bedeutet nicht, dass die Tierwelt, außer neugeborene Säugetiere, Milch konsumiert. Also, Milch von einem Säugetier kommt niemals als Futter vor, weil dieses Phänomen in der Natur nicht in Erscheinung tritt.

Kuhmilch verfügt über fast gleichmäßig hohe Anteile an Kohlenhydraten, Fett und Proteinen und zusätzlich über 87 Prozent Wassergehalt. Dies ermöglicht wiederum, die Kuhmilch zu zahlreichen Nahrungsprodukten umzuwandeln. Alle Nahrungsprodukte beinhalten unterschiedlich wertvolle Nahrungszutaten wie Vitamine, Mineralien, Proteine oder Kohlenhydrate und ebenso enthält Milch viele dieser Nährstoffe. Gegen die Proargumente für Milch als gesunde Nahrung sind genauso viele Gegenargumente und Beweise vorhanden, dass Milchprodukte gesundheitsschädlich sein können. Ein Haupt-Proargument lautet, dass der Calciumgehalt von Milch den Knochenbau unterstützt und das Haupt-Gegenargument, dass der Calciumgehalt in Milch Prostatakrebs verursacht. Tatsache ist, dass der Calciumgehalt in Milch das Wachstum der Babyknochen begünstigt, aber nicht das eines erwachsenen Menschen.

Die moderne Ernährung stellt Milch und Milchprodukte als Grundnahrung dar. Milch, Butter, Joghurt, Käse, Quark, Sahne etc. sind unendliche Produkte, die den ganzen Tag, von morgens bis spät abends die Ernährungspalette füllen. Dazu kommen die Milcherzeugnisse als Zutaten in anderen fertigen und halbfertigen Lebensmitteln. Es kann nicht der Wahrheit entsprechen, dass die Milch, ein Wachstumsmittel für die Neugeborenen, gleichzeitig eine gesunde Nahrung für alle sein kann.

Milchkühe dürfen nicht älter als 4 bis 5 Jahre werden, da mit zunehmendem Alter die tägliche Milchmenge zurückgeht. Schlachten und der Fleischverkauf bleiben als einzige Option übrig. Der Futterinput wird mit dem Milchoutput genau berechnet und wenn die kritische Marke überschritten wird, wobei das Futter teurer wird als die Einnahme durch die erzeugte Milch, wird das Tier zum Schlachthof geführt, zerlegt und dadurch schneller ein Gewinn erreicht. In diesem Fall ist das Rindfleisch ein direktes Nebenprodukt der Milchwirtschaft.

Die Milchproduktion ist direkt mit der Kälberproduktion verbunden. Gewünschte Kälber sind die weiblichen Tiere, die wieder Kälber zur Welt bringen und gleichzeitig Milch erzeugen. Die unerwünschten Kälber sind die männlichen Tiere. Die Veterinärmedizin kann nicht beeinflussen, dass nur weibliche Kälber zur Welt kommen sollen. Also bleibt die Naturregel, dass zur Hälfte männliche und zur anderen Hälfte weibliche Tiere geboren werden. Die unproduktiven männlichen Kälber werden entweder sofort nach der Geburt getötet oder man lässt sie einige Wochen leben, um sie dann als Kalbfleisch zu verkaufen. Es wird propagiert, dass Kalbfleisch niedrigere Fettanteile und höhere Proteinanteile beinhaltet und zwischen der 4. und 6. Lebenswoche des Tieres am besten schmeckt. In der Tat erreicht das Kalb nicht einmal 0,4% seines natürlichen Lebensalters und das Fleisch besteht aus einer weichen, klebrigen Muskulatur mit über 80% Wassergehalt. Dieses makabre Säuglingsfleisch ist ein direktes Abfallprodukt der Milchwirtschaft.

Über 90% des Milchverbrauchs, das für Nahrungsmittelerzeugungszwecke verwendet wird, stammt von Kühen. Diese über 800 Millionen Tonnen Kuhmilch sind ein Nebenprodukt des Futterinputs und Exkrementenoutputs. Die Kuhexkremente, genannt Gülle, verseuchen den fruchtbaren Boden und den Frischwasservorrat. Also, Milch ist Gülle und die Gülle ist Futter.

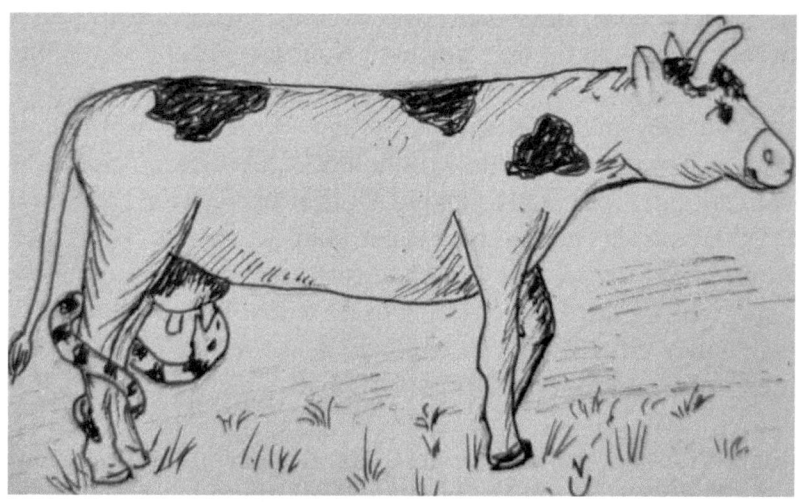

Melkerschlange, die nicht existiert

Das Ei als natürliche Nahrung

Der Mensch hatte als Omnivor alle möglichen Arten von Eiern gegessen. Die anatomischen Eigenschaften des Menschen sind sehr geeignet dafür um größere Eier zu sammeln. Die empfindlichen Vogeleier können mit Hilfe der weichen Fingermuskeln leicht entwendet werden und durch ein leichtes Zerbrechen lassen sich die Eier frisch konsumieren. Vogeleier und Schildkröteneier befanden sich unter den wichtigsten Naturprodukten auf der Nahrungsmittelsuche der Menschheit. Der Mensch kletterte auf die hohen Bäume und die steilen Klippen um die Vogelnester zu plündern oder er suchte Schildkröteneier im Sand. Eiersammler war ein Beruf wie Jäger oder Bauer, der Eiersammler verfügte über besondere Kenntnisse. Die Brutzeiten und die Nistplätze der verschiedenen Vogel- und Reptilienarten gehörten zu seinem Wissensstand und oft übte er eine Art Symbiosehandlung aus, indem er die anderen an Eier interessierten Tiere vertrieb und selbst nicht das gesamte Nest ausraubte. Der Eiersammler tauschte die Eier für andere Nahrungsmittel und Gebrauchsgüter. Bei der Quizfrage: "Was kam zuerst, das Ei oder der Vogel?" hat die Antwort "das Ei" den Vorrang, weil es sich um das Ei handelte, das der Mensch gesammelt hatte. Nur domestizierte Tiere legen Eier unter menschlicher Obhut und die Domestizierung der Vogelarten wie Enten oder Hühner fand erst statt, als der Mensch sesshaft wurde.

Das Ei war das Produkt der Symbiose von Mensch und Geflügel als Haustier. Allerdings trennte sich der Mensch von dieser traditionellen Abhängigkeit und brachte das Huhn mit dem endlosen Futtereinsatz in die engen Käfige. Die Eierproduktion ist damit rapide angestiegen. Das Ei verfügt über kein funktionierendes zentrales Nervensystem und ist nicht schmerzempfindlich. Aus diesem Gedankenhintergrund werden auch von Tierschützern Eier konsumiert. Das ursprüngliche Ei war ein Naturprodukt und die anatomischen Eigenschaften ermöglichen es dem Menschen Eier zu finden und zu konsumieren. Aber das unabänderliche Verhängnis des Industriezeitalters lautet: Je mehr Hühnereier desto mehr Hühnerfleisch.

Fisch als gewöhnliche Nahrung

War Fisch eine gewöhnliche Nahrung für die Menschen? Der Naturmensch verfügte kaum über die Möglichkeit, Fisch als Nahrungsquelle zu erkennen. Alle Fische können schneller schwimmen, sich schneller bewegen und besser tauchen als der Mensch. Der Mensch besitzt keine physischen und anatomischen Eigenschaften um schwimmende Fische im Wasser zu fangen. Jede Art von Fischfang benötigt technische Hilfsmittel wie Angel, Netz oder Reuse, die im Laufe des Zivilisationsprozesses entwickelt wurden. Berufsfischer oder Subsistenzfischer praktizieren keine natürlichen Methoden um Fische ohne technische Hilfsmittel zu fangen.

Fischgräten: Fischgräten sind lebensgefährlich. Sie können eine Erstickungsgefahr verursachen, einen damit verbundenen qualvollen Zustand und die bleibenden Schäden können eine langfristige Wirkung hinterlassen. Der Mensch besitzt weder eine Eigenschaft, die Fische zu fangen, noch ist er in der Lage, sorgenlos diese zu konsumieren. Säugetiere wie Fischottern, Robben, Wale oder Delphine konsumieren Fische samt Gräten als gewöhnliche Nahrung. Von den Wasservogelarten wie Fischreiher, Eisvögel, Fischadler oder Kormorane, die Fisch als natürliche Nahrung verzehren, werden die unverdaulichen Nahrungsreste, wie Gräten und Schuppen, als Gewölle ausgewürgt. Der Mensch dagegen kann weder einen Fisch mit Gräten essen noch die unverdaulichen Fischreste als Gewölle auswürgen.

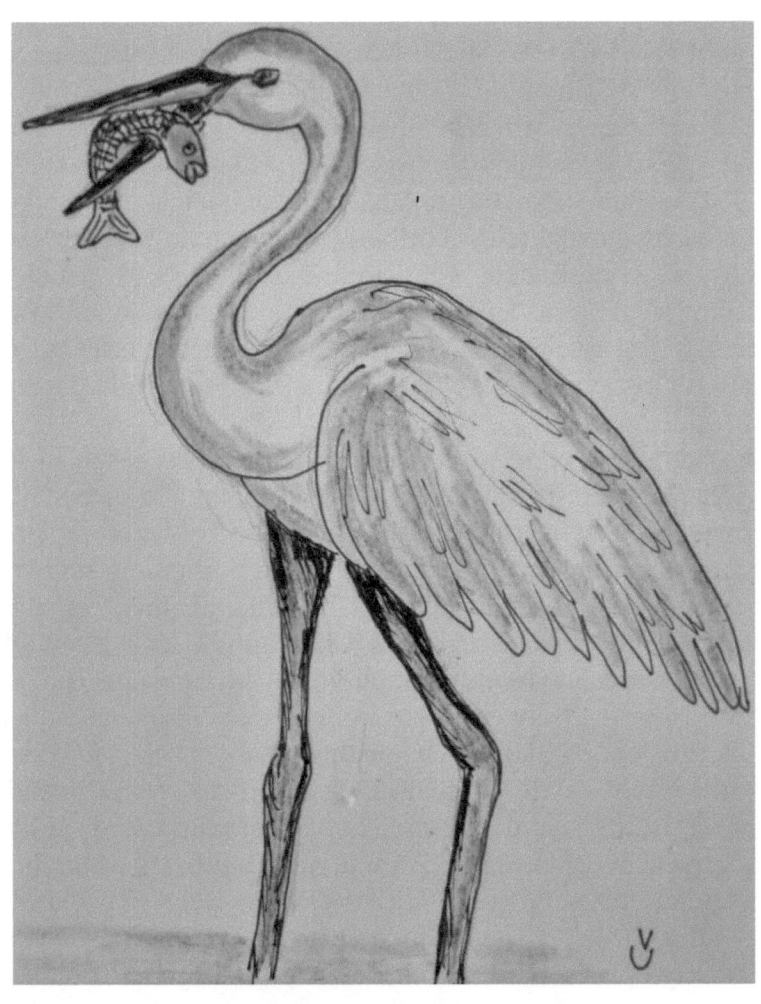

Fischgräten und Fischgifte – kein Problem

Fischvergiftung: Größere Fische fressen kleinere Fische und die kleineren Fische ernähren sich von Algen und Dinoflagellaten, die die toxischen Substanzen entwickeln. Die Fische können die Gifte im Körper aufbewahren, aber der menschliche Körper reagiert auf die kleinste Dosis dieser aquatische Fischtoxine. Eine Fischvergiftung tritt weltweit auf. Zahlreiche Fischtoxine wurden identifiziert und die häufigsten sind Ciguatoxine, Saxitoxine und Tetrodotoxin. Die Ciguatoxine sind in größeren Rifffischen wie Barrakuda, Zackenbarsch, Schnapper, Aal, Muräne, Gelbschwanzmakrele, Wolfbarsch, spanische Makrele, sowie bei Fischschwärmen vorzufinden. Ciguatoxine sind verantwortlich für die Fischvergiftung Ciguatera. Saxitoxine lagern sich gewöhnlich in Krebsen, Krustentieren, Miesmuscheln und in Austern an. Tetrodotoxin befindet sich vorwiegend im Drückerfisch, Igelfisch, Kugelfisch und Mondfisch.

Die aquatische Fischtoxine sind farblos, geruchlos, geschmacklos und hitzebeständig. Kochen, braten oder grillen beschädigen diese Gifte nicht. Die Symptome der Fischvergiftung sind fatal und beginnen in der Regel 6 bis 8 Stunden nach dem Verzehr. Die häufigsten Symptome sind Durchfall, Kopfschmerzen, Bauchschmerzen, Übelkeit, Erbrechen, Brennen, Muskelkrämpfe, Schweißausbruch, Schwindelanfall, Juckreiz, Kalt-Warm-Gefühl, ungewöhnliches Geschmacksgefühl, Albtraum und Halluzination. Die Beschwerden der Fischvergiftung können den Menschen von wenigen Wochen bis zu vielen Jahren begleiten. Außer den im Fischkörper gelagerten aquatisches Gifte, können andere Giftstoffe wie Scombrotoxin eine Fischvergiftung verursachen. Scombrotoxin wird durch eine bakterielle Verseuchung vieler Fischarten wie Thunfisch, Makrele, Bonito, Sardine, Sardelle etc. verursacht. Hier zerstören Bakterien Fischproteine, verhindern dadurch den Histaminabbau und entwickeln akute aquatische Toxizität. Die Symptome der Scombrotoxinvergiftung sind ähnlich wie die der Ciguateravergiftung und zusätzlich verursachen sie einen Ausschlag am Oberkörper und einen niedrigen Blutdruck.

Fischmehl und Fischöl sind wesentliche Speicher und Ausgangspunkt der Meerestoxine. Fischmehl als Tierfutter ist eine Massenproduktion aus zahlreichen Meeresfischen. Bei der Fischmehlherstellung wird nur Fischöl als Nebenprodukt und Fisch-Emulsion als Abfallprodukt gewonnen. Außerdem ist keine bekannte Praxis für die Isolierung der aquatisches Gifte bei der Fischmehlherstellung vorhanden. Die Gifte landen durch die Nahrungskette in den Wirtschaftstieren wie Schweine, Hühner, Zuchtfische oder auch in Eiern und schließlich beim Verbraucher. Auch das gewonnene Fischöl kann von den aquatisches Gifte nicht befreit werden, weil die toxischen Inhalte sehr geringfügig vorkommen.

Ernährung und Vorbeugung

Zahlreiche Synonyme sind für Leben vorhanden, aber das allerwichtigste ist Nahrung, da ohne Nahrung kein Leben möglich ist. Hier steht die Qualität der Nahrung im Vordergrund, obwohl die Qualität wenig mit dem Preis oder der Kaufkraft zu tun hat. Gewöhnlich ist die günstigere Nahrung die gesündeste, weil sie vor Ort produziert wird. Außerdem sind die Nahrungsmittel pflanzlicher Herkunft gesünder und günstiger. Als Beispiel: Ein Kilogramm Kartoffeln ist günstiger als ein Kilogramm Fleisch aus der Region. Pflanzliche Grundnahrung wie Getreide oder Kartoffeln beinhalten niedrige Proteine, dagegen enthalten Hülsenfrüchte weit mehr Proteine als Fleisch. Außerdem ist die Palette der pflanzlichen Lebensmittel unbegrenzt vorhanden.

Der Mensch ist kein Raubtier, er verfügt über keine anatomischen und physiologischen Eigenschaften um ohne Hilfsmittel ein großes Tier zu fangen, zu zerlegen und ohne Hitzebehandlung zu verzehren. Die technischen Errungenschaften haben es ermöglicht, Nahrungsmittel tierischer Herkunft im großen Maße zu konsumieren. Leider wurde der menschliche Körper dafür nicht ausgerüstet. Viele behaupten, dass der Fleischkonsum wichtig für den Vitamin B-12 Haushalt sei, aber jedes Säugetier, inklusive der Mensch, produziert mit Hilfe der Darmbakterien das B-12 (Cobalamin) selbst.

Als Allesfresser hatte der frühere Mensch eine sehr kurze Lebensdauer, ähnlich wie ein Wildschwein. Heute verlängert sich die Lebenserwartung des Menschen um das Mehrfache. Aber Ernährungskrankheiten werden begleitende Verhängnisse, wenn die Nahrungsaufnahme vorwiegend aus tierischer Herkunft besteht. Außerdem verursacht übermäßiges Essen tierischer Herkunft Übergewicht und Fettleibigkeit.

Nahrungsvielfalt durch Hitzebehandlung

Produkte, die im normalen Zustand nicht genießbar sind, werden durch Hitzebehandlung verzehrbar gemacht und dadurch ist die Nahrungsmittelpalette für Menschen um das Vielfache gestiegen.

Die Kartoffel ist im natürlichen Zustand ungenießbar, giftig. Durch Hitzebehandlung geht das Kartoffelgift, genannt Solanin, verloren, die Kartoffel wird verzehrbar und allein dadurch wurde eine sehr wertvolle Grundnahrung weltweit gewonnen.

Der Mensch ist überzeugt, dass durch die Hitzebehandlung fast alles in genießbare Nahrung umgewandelt werden kann. Aber das ist nicht immer korrekt. Ein Beispiel: Das rohe Fleisch wird durch Hitzebehandlung verzehrbar gemacht. Allerdings bleiben viele giftige oder bedenkliche Proteine im unveränderlichen Original-Zustand und häufen sich im Körper an. Dies wiederum führt zu langfristigen Krankheiten. Die Amyloidfibrillen sind Proteine aus tierischer Herkunft, die sich in verschiedenen Organen der Demenzkranken ansammeln.

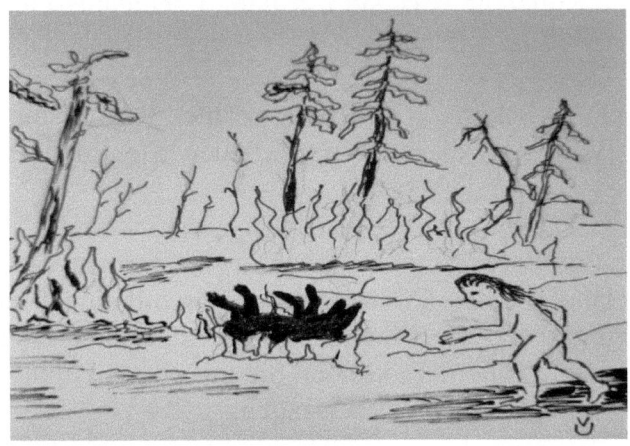

Das rohe Fleisch wird durch Hitzebehandlung verzehrbar gemacht

Theoretische sowie praktische Übungen

Je nach verfügbarer Zeit kann sich der Mensch ganz nach seinem Interesse Themen aussuchen und damit praktisch oder theoretisch einer Beschäftigung nachgehen. Diese Art Beschäftigungen verlangen viel mentale Kraft und auch ein bisschen Muskelkraft. Die Übungen können je nach Bedarf und Interesse fabriziert beziehungsweise neu entwickelt werden.

Körperliche Beschäftigung mit geistiger Konzentration sind ebenfalls grenzenlos. Ein Beispiel: Nehmen Sie einen Tischtennisschläger und einen Tischtennisball, versuchen Sie den Ball auf dem Schläger zu balancieren ohne ihn runter fallen zu lassen und auch in der Luft zu bewegen. Sie tun es so lange bis Sie zu schwitzen anfangen. Irgendwann entwickeln Sie dabei viele neue Methoden. Wenn es möglich ist, spielen Sie Tischtennis, dies verbessert die Wahrnehmung Ihrer Augen.

Ebenfalls können Sie mit einem Tennisschläger einen Tennisball gegen eine Mauer spielen oder Sie nehmen einen leichten Fußball aus Kunststoff und versuchen das gleiche was Sie mit dem Tischtennisschläger gemacht haben mit Ihrem Fuß zu spielen.

Sie stehen für einige Sekunden auf Ihrem rechten Bein, dann wechseln Sie auf das linke Bein. Auf dieser Weise können Sie Ihren Körper besser balancieren.

Sie wählen eine größere Zimmerpflanze aus wie einen Ficus Benjamini und putzen die Blätter dieser Pflanze regelmäßig mit einem feuchten Tuch. In wenigen Tagen glänzt die Pflanze und Sie machen es weiter ohne die Pflanze zu verletzen. Außerdem können Sie mit einem Lappen in der Hand Ihre ganze Umgebung zum Glänzen bringen.

Spiele wie Schach, Kartenspiele, Mensch ärgere dich nicht oder Monopoly gibt es ohne Ende. Sie können diese Art Spiele alleine, zu zweit oder mit mehreren spielen. Auch können Sie all diese Spiele online am Computer spielen. Die Spiele beschäftigen Ihr Gehirn sehr und halten Sie frei von einer Demenzerkrankung.

Wenn Sie fühlen, dass Ihnen kalt wird, nehmen Sie den Staubsauger, saugen Sie überall Staub bis es Ihnen warm wird oder putzen Sie mit einem Lappen die Lampen, Bücherregale, Ihren Arbeitsplatz oder die Fensterscheiben von innen.

Reden, reden, immer reden, das beschäftigt Ihr Gehirn, aber nicht belanglos reden, sondern vernünftige, systematische und wichtige Sätze formulieren. Wenn Sie niemanden haben um Gespräche zu führen, dann lesen Sie laut, das ist auch eine Art von reden, aber führen Sie auf gar keinen Fall Selbstgespräche.

Sie können auf diese Weise neue Gedanken zustande bringen, Romane oder Kurzgeschichten schreiben. Die Gedanken dafür sind grenzenlos und alle Bereiche des Lebens können so verbunden werden. Einige dieser Übungen können wie folgt aussehen:

Kartoffeltherapie

Fünf dunkle Blumentöpfe aus Kunststoff mit einem Durchmesser von 20 cm und einer Höhe von 25 cm auswählen. Dazu einen Eimer mit 20 Liter Blumenerde in die Nähe stellen. Die Blumentöpfe mit etwa 5 cm Blumenerde befüllen, in die Mitte eine mittelgroße gesunde Kartoffel legen und leicht mit Erde bedecken. Anschließend ein bisschen gießen und auf die Ost-, Süd- oder Westfensterbank mit genügend Licht stellen.

Einige Tage später werden die Kartoffeln keimen, Blätter bekommen und anfangen als Pflanzen zu wachsen. 10 cm der Pflanzen freilassen und den Rest immer wieder mit Erde befüllen. Die Erde sollte jeden Tag bis auf 10 cm aufgefüllt werden und mit Hilfe einer Wasserspritze den Boden und die Pflanze feucht halten. Beim auftreten oder eintreten von Kartoffelkrankheiten stellen Sie die Kartoffeltöpfe nach draußen, nehmen Sie neue Töpfe, neue Erde und wiederholen Sie den Anbau mit neuem Saatgut. In 10 bis 12 Wochen werden die Pflanzen anfangen zu blühen. Ab diesem Zeitpunkt werden die Pflanzen nicht mehr wachsen und es braucht keine Erde mehr nachgefüllt werden. Nach der Blüte werden sich grüne Früchte entwickeln und an der Pflanze hängen. Nach und nach werden die Pflanzen gelb und anschließend fangen sie zu trocknen an.

Die Blumentöpfe vorsichtig auf einer ausgebreiteten Plastikfolie umkippen und die dort gewachsenen Kartoffelknollen aussortieren, wiegen und zählen. Anschließend die Kartoffeln auf verschiedene Art als Essen zubereiten und mit Freude verzehren.

In geschlossenen Räumen können bei Raumtemperatur Kartoffeln das ganze Jahr hindurch angebaut, geerntet und verzehrt werden. Das ist eine sehr interessante und erfolgreiche Methode um grundnahrungsmäßig selbstständig zu werden. Stellen Sie sich vor – Sie sind 81 Jahre alt, auf all Ihren Fensterbänken, außer auf der Nordseite, befindet sich Ihr Kartoffelanbau, Sie sind autark und Sie sind nicht an Demenz erkrankt.

Namensforschung

Die Sprache besteht vorwiegend aus Namen und aus diesem Grund ist es überflüssig sich mit all diesen Namen zu beschäftigen. Aber dagegen nach den Namen von Ahnen bzw. Vorfahren zu forschen, ist ein Interessensgebiet. Durch diese Forschung kann die eigene Herkunft verfolgt werden.

Ein schönes Gebiet ist die etymologische Bedeutung von Namen. Die Etymologie vermittelt die Herkunft und den Ursprung der Namen. Warum etwas so heißt, kann man durch etymologische Silbentrennung feststellen, wie z.B. das Wort Deutschland, es bedeutet Deutsch+Land, ein Land der Deutschen.

Der Vorname Wolfgang wird durch die Silbentrennung zu Wolf+Gang, also der Gang eines Wolfsrudels, was bedeutet, der Namensinhaber soll in die Fußstapfen seiner Vorfahren treten, so wie es die Wölfe in einem Rudel getan haben. Wenn ein Rudel von 35 Wölfen über den Schnee marschierte, sah es anhand der Fußstapfen so aus, als wenn es nur ein einziger Wolf gewesen wäre.

Die Beschäftigung mit Namen oder Hauptwörtern kann je nach Interesse erweitert werden und dabei entdeckt man viele Dinge, die vorher unbekannt waren. Durch eine etymologische Auseinandersetzung und die dadurch gewonnenen Erfahrungen, lassen sich die Begriffe gewöhnlich nicht vergessen und dies erweitert die eigene Rhetorik.

Bienen züchten

Bienen züchten ist eine leidenschaftliche Freizeitbeschäftigung. Man kann im erwachsenen Alter diese Tätigkeit kennenlernen, praktizieren und nach der Rente sich vollzeit damit beschäftigen. Unerfahrene sollem im hohen Alter auf gar keinen Fall versuchen Bienenzüchter zu werden, da die Gefahr dabei sehr groß ist massenweise von Bienen gestochen zu werden. Sonst ist es eine sehr gute Beschäftigung. Literatur über Bienenzucht ist reichlich vorhanden. Dazu gibt es Bienenzüchtervereine, wo man Mitglied werden kann um dieses Handwerk von Erfahrenen direkt zu lernen. Leidenschaftliche Bienenzüchter behaupten, dass es nichts Schöneres gibt als die Bienenzucht. Der geerntete Honig kann selbst konsumiert oder verkauft werden, aber auf gar keinen Fall den Honig verschenken, da dies die Honigpreise runter treibt und Rentner als Bienenzüchter dadurch neue Freunde bekommen, die nur am Gratis-Honig interessiert sind. Am besten sagen Sie: "Der Erlös ist für einen guten Zweck." Für Sie ist dieser gute Zweck die Vorbeugung einer Demenzerkrankung.

Feuerbohnen auf einem Quadratmeter

Pflanzen Sie Mitte Mai auf einem Quadratmeter Boden fünf Feuerbohnenpflanzen an und stellen Sie bei jeder Pflanze einen Holzstock von jeweils drei Metern Länge auf. Die Pflanzen sollen in die Höhe wachsen, von den anderen Pflanzen vollständig getrennt gehalten, die Seitentriebe nicht abgeschnitten, sondern zum eigenen Holzstock zurückgeführt werden. Gießen Sie regelmäßig, pflegen Sie die Pflanze und achten Sie auf das Wachstum. Die rote Blüte soll für Bestäubungsinsekten wie Schmetterlinge, Bienen, Hummeln zugänglich sein und dafür müssen die Spinnweben immer wieder entfernt werden.

Etwa acht Wochen nach der Anpflanzung taucht die erste Bohne auf. Beim Erreichen von einer Fingerlänge muss die Bohne gepflückt werden. Daraufhin reagiert die Pflanze sehr heftig und produziert mit voller Wucht mehrere Bohnen, die ebenfalls ohne Verzögerung immer wieder gepflückt werden müssen.

Wickeln Sie die gepflückten Bohnen in ein feuchtes Tuch, lagern Sie diese im Gemüsefach des Kühlschranks und wenn die Menge nach wenigen Tagen ausreichend ist, bereiten Sie daraus eine Mahlzeit zu, verzehren diese genüsslich und halten sich anschließend mit dem milden Verzehrgeruch der Bohnen bei den Pflanzen auf.

Es beginnt ein Wettbewerb zwischen den Feuerbohnenpflanzen und dem Züchter, indem die Pflanzen für deren Nachwuchs in Form von Bohnen sorgen und der Züchter diese pflegt, pflückt, verzehrt, verschenkt, verkauft und portionsweise einfriert. Zum Ende der Blütezeit sollten Sie ein bis drei Bohnen pro Pflanze als Saatgut wachsen lassen. Daraufhin werden die Pflanzen sehr dankbar sein und gehen in der Endphase ein.

Wortschätze erweitern

Sprachwissenschaftler behaupten, dass der Mensch tagtäglich nur 300 Wörter benutzt um sprachlich auszukommen, aber das Wörterbuch verfügt über mehr als 30.000 Wörter. Ein Großteil dieser Wörter sind Synonyme, das heißt gleichbedeutend. Ein Beispiel: Die Synonyme von Karotte sind Möhre und Wurzel, aber dagegen hat das Verb ‚gehen' mehr als 100 Synonyme.

Im eigenen Interessensgebiet soll man die Synonyme ständig erweitern und beim Schreiben und Sprechen versuchen, die verschiedenen Synonyme zu verwenden. Anstelle einen Namen wiederholt zu benutzen, werden die Pronomen wie sie, er, wir eingesetzt. Die Synonyme von ‚das Auto' sind Fahrzeug, Verkehrsmittel, Verkehrsgerät, Wagen, Kfz oder Pkw. Dagegen verfügen Substantive wie Banane oder Apfel über keine passenden Synonyme, außer über eine Beschreibung.

Synonyme kann man auch selber entwickeln, in Umlauf bringen und vielleicht werden sie irgendwann eingebürgert. Der englische Name von ‚Erdbeere' ist ‚Strawberry', weil die Früchte auf ‚straw' beziehungsweise auf Heu liegend wachsen. Die englische Strawberry wird auf Deutsch auch Heubeere genannt. Sie können jetzt versuchen anstatt ‚Heu' das Wort ‚Gras' zu benutzen und verleihen nun der Erdbeere Ihr eigenes Synonym, nämlich ‚Grasbeere' oder ‚Halmbeere'. Es wird kaum Proteste dagegen geben und alle werden es verstehen.

Rosen schneiden

Die Rosen sind Strauchpflanzen, zahlreich in der Natur und als Züchtung vorhanden. Die Rosen gehören zur Familie der Rosaceae, die über bestimmte identische Merkmale verfügen. Eine dieser besonderen Eigenschaften sind die Stacheln, die im Volksmund auch Dornen genannt werden. Botanisch werden diese Dornen als Stacheln bezeichnet, aber in Romanen, Gedichten und vielen anderen Literaturen werden die Rosenstacheln als Dornen beschrieben.

Die Dornen der Rose sind zahlreich, hartnäckig und brutal. Sie sind wie die zahlreichen Soldaten, die die Königin, nämlich die Rose, schützen. Die Rose ist schön, duftet betörend, ist ungiftig und essbar. Um die möglichen Feinde fernzuhalten, sind die Dornen im Einsatz. Im Frühjahr und im Herbst müssen die Gartenrosen geschnitten werden. Dieser obligatorische Schnitt wird von der Pflanze nicht akzeptiert und als Selbstschutz verwendet sie ihre Dornen. Man nimmt an, dass bei einem unvorsichtigen Einsatz die Haut Kratzer bekommt. In der Tat ist es die Rose, die sich schützen will, sich wehrt und dabei den Menschen attackiert.

Oft verweisen nach einem Rosenschnitt die Hände und Arme tagelang zahlreiche Kratzwunden. Handschuhe und langärmliche Bekleidung sind oft nutzlos. All diese Dinge passieren nicht wegen der Rose, die mächtiger als der Mensch ist, sondern wegen eines Gedankenabsentismus. Man schneidet die Rose, denkt dabei über Himmel und Erde nach oder ist gedanklich voll abwesend. Jetzt schneiden Sie die Rose mit voller Konzentration, ziehen keine langärmelige Kleidung an und tragen auch keine Handschuhe. Schneiden Sie einfach mit einer Rosenschere gezielt die Äste, einen nach dem anderen und Sie werden feststellen, dass Sie dabei niemals Ihre Haut verletzen, weil Sie sich in einem offensiven Einsatz befinden und die Dornen Ihre Gegner sind. Wenn Sie es geschafft haben Ihre Haut nicht zu verletzen, haben Sie gewonnen. Menschen die an Demenz leiden, können schlecht ohne Hautverletzungen Rosen schneiden.

Überlandfahrt von Singapore nach Kapstadt

Die erste Voraussetzung für diese Abenteuerreise ist ein gültiger Reisepass mit gültigen Visa für die Länder, die passiert werden. Dazu wird ein Diesel-SUV-Geländewagen und ein Zweitfahrer benötigt. Die beiden Teilnehmer müssen erwachsen sein.

Der Wagen muss eine Schlafmöglichkeit für zwei Personen bieten, einen Ersatzkanister für Diesel mit Filteranlage, Ersatzreifen, eine Werkzeugkiste, einen Wassertank, Klamotten, eine Proviantkiste, Straßenkarten, Kochutensilien, einen Erste-Hilfekasten mit Antibiotika, Durchfallmittel und Schmerzmittel, Schlafsäcke, ein Fernglas, eine Kamera, ein Smartphone, ein UKW-Funkgerät und eine Einrichtung zum Wäsche waschen.

Es sollte nur sehr wenig Bargeld, dafür aber Kreditkarte und Prepaid-Tankgutscheine mitgenommen werden. Bevorzugter Proviant sind: Trockenfrüchte, Nüsse, luftdichtverpackte Kekse, Reis, luftdichtverpackte Kartoffelpüree, Nudeln, Bananen, Kartoffeln und haltbare Gemüsesorten. Milch und Milchprodukte, Fisch und Fleisch sollen völlig vermieden werden, da sie bakteriell verseucht sein können.

Unterwegs sollte nirgendwo Essen gegangen werden, sondern nur in den verfügbaren Märkten eingekauft und das Essen selbst zubereitet werden. Wasser sollte aufgekocht, anschließend abgekühlt und in die Trinkflaschen abgefüllt werden, weil das Flaschenwasser aus dem Handel auch verseucht sein kann. Kein Alkohol, keine Droge und keine Feuerwaffen mittragen.

Es sollte immer sehr früh aufgestanden werden, am besten zwei Stunden nach der Geisterstunde weiterfahren. Unterwegs können Sie die Dinge wie Toilettengang, rasieren, waschen und etwas verzehren erledigen. Ab dem frühen Nachmittag suchen Sie eine Bleibe für die Nacht, aber schlafen Sie nur im Auto und niemals zu zweit das Auto verlassen.

Die Übernachtungen sollten möglichst in der Nähe oder auf dem Gelände eines Polizeireviers sein, auf einem überwachten Hotelparkplatz gegen Bezahlung, einem Krankenhausparkplatz oder bei einem Militärlager.

In jedem größeren Ort überprüfen Sie die Reifen und reparieren diese bedarfsgemäß oder ersetzen sie. Nehmen Sie keine Anhalter mit und stoppen Sie bei einer Polizeikontrolle sofort. Bauen Sie unterwegs keine Männer– oder Frauenbeziehungen auf. Bei einem Verkehrsunfall, wenn Sie selbst nicht beteiligt sind, benachrichtigen Sie nur die Polizei und fahren Sie dann weiter.

Ihre Reise beginnt in Singapore, geht über Malaysia, Thailand, Myanmar, Indien, Pakistan, Afghanistan, Iran, Irak, Jordanien, Ägypten, Eritrea, Äthiopien, Kenia, Tansania, Malawi, Zimbabwe nach Südafrika und endet schließlich in Kapstadt. Auf den 1.500 km von Singapore nach Bangkok befinden sich gut ausgebaute Straßen. Die anderen 1.500 km Straßen über Myanmar nach Imphal in Indien sind abenteuerlich. Etwa 3.000 km in Indien bis zur pakistanischen Grenze sind gute Straßen, aber überfüllt durch alle möglichen Verkehrsteilnehmer.

In Pakistan ist die Straßenlage zuerst wie in Indien, aber je mehr westwärts die Reise geht, desto dünner werden die Besiedlungen. Das Wüstenleben beginnt und für die nächsten 6.000 km werden Sie außer der Dattelpalme kaum andere Pflanzen zu Gesicht bekommen. Erst in Kenia taucht die grüne Vegetation wieder auf. Auf den restlichen 6.000 km sind die Straßen unterschiedlich. Aber Kenia, Tansania, Malawi, Zimbabwe und Südafrika verfügen über gute Straßen.

Wenn Sie pro Tag 250 km bis 350 km fahren, werden Sie die knapp 22.000 km von Singapur nach Kapstadt in 60 bis 90 Tagen bewältigen und am Zielort ankommen. Als Treibstoff werden Sie etwa 2.200 Liter Diesel benötigen, der maximal €4.000 kosten wird, weil die Dieselpreise über eine internationale Norm verfügen.

In Singapore sind sehr günstige und gute SUV-Geländewagen aus Japan oder Südkorea erhältlich, die Sie für ein guten Preis in Kapstadt wiederverkaufen können. Den Hinflug nach Singapore aus London, Paris oder Frankfurt und den Rückflug aus Kapstadt können Sie jeweils pro Strecke pro Person für weniger als €800 erwerben.

Für zwei Personen ist diese Abenteuerreise pro Person für weniger als €5000 machbar, ein ähnlicher Preis wie eine zweiwöchige langweilige Kreuzfahrt mit Vollverpflegung. Der Kauf und Verkauf vom SUV-Geländewagen ist nicht mit inbegriffen.

Sie planen die Reise selbst und entscheiden, ob dieses Abenteuer nur eine theoretische Vorbereitung bleibt oder in die Tat umgesetzt wird. Nachweislich hat bis jetzt niemand diese Reise unternommen. Sie können Sponsoren suchen, Filme drehen, Berichterstatter für Radio oder Zeitungen werden, Reisebuch schreiben um die Ausgaben zu begleichen und vielleicht dabei auch ordentlich Geld verdienen.

Zahlreiche Autoren haben Romane über Abenteuerreisen geschrieben, diese erfolgreich veröffentlicht, dabei viel Geld verdient ohne irgendeine Reise unternommen zu haben.

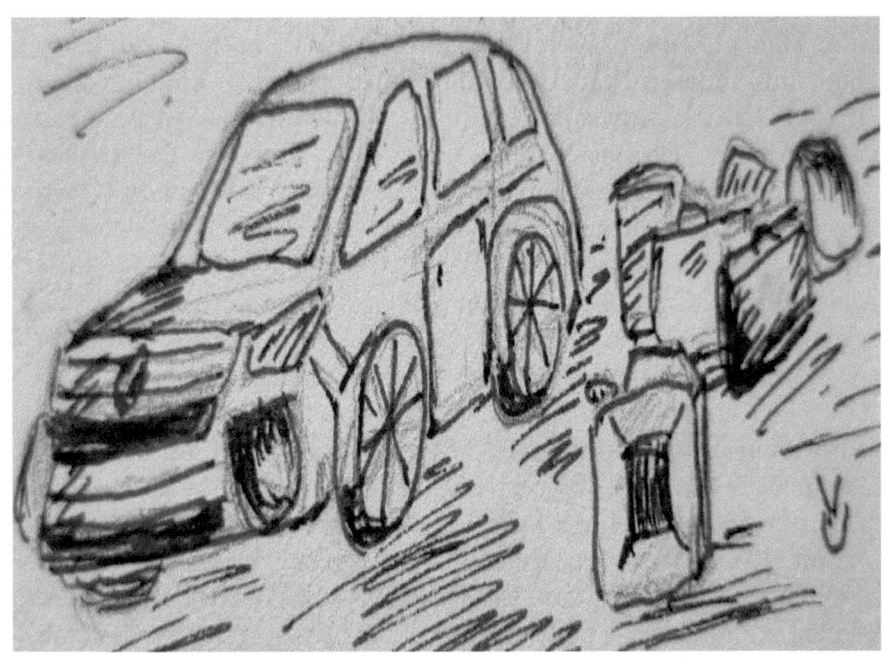

Eigenständig unterwegs

Der Seeweg die Küste entlang von Hamburg nach Sydney

Von Hamburg fahren Sie entlang der nordwesteuropäischen Küsten nach Gibraltar. Danach fahren Sie an der südeuropäischen Küste entlang nach Port Said, durchfahren den Suezkanal und überqueren entlang der saudi-arabischen Küste die arabische Halbinsel. Von Dibba in VAE geht es weiter nach Bandar e Dschasks im Iran und entlang der iranischen, pakistanischen, westindischen, südindischen und ostindischen Küste nach Chittagong in Bangladesch. Danach geht die Reise weiter entlang der Küste von Myanmar, Thailand, Malaysia, Indonesien bis zur Südküste von Papua Neuguinea. Von dort aus fahren Sie über die kürzeste Strecke nach Thursday Island im Norden von Australien. Von dort aus erreichen Sie, wenn Sie entlang der ostaustralischen Küste fahren, Sydney.

Die Strecke wird eine Länge von 35.000 km bis 40.000 km haben und die Fahrt kann über ein Jahr dauern. Die Empfehlung entlang der Küste zu fahren beruht darauf, vielen möglichen Gefahren zu entkommen. Die Zeit spielt keine Rolle, weil Sie Rentner sind. Gehen Sie immer wieder an Land, halten sich dort mehrere Tage auf und versuchen viel zu laufen um die Balance zu halten. Ansonsten können Ihre Beine steif werden, weil Sie die meiste Zeit auf der Yacht stehen müssen.

Folgendes ist für die Reise zu beachten: Yachtlänge 10-20 m, Tankinhalt 1.000 Liter Diesel, Tiefgang 1 m, Dieselmotor und Segelmast. Die Reise planen Sie selber, weil niemand diese Reise bisher unternommen hat beziehungsweise es keine Beweise dafür gibt. Aber zahlreiche Literaturen über die Seefahrt entlang der Küste sind vorhanden, die Ihnen behilflich sein werden um die Reise zu planen. Außerdem ist die Seekarte von Hamburg nach Sydney über den Suezkanal entlang der Küste gut definiert.

Vorsicht, es gibt zahlreiche Schwierigkeiten entlang der nordafrikanischen Mittelmeerküste. Sie treffen auf Flüchtingsboote oder Patrouillen der Küstenwache und beide können für Sie gefährlich werden. Am besten meiden Sie die afrikanische Küste und fahren südlich von Italien aus direkt nach Suez in Ägypten. In den Häfen kaufen Sie reichlich Proviant, inklusive Füllung von Frischwasser- und Dieseltank.

Die Yacht muss mit einer Funknavigation ausgerüstet sein und dazu müssen alle nötigen Utensilien für die Seereise vorhanden sein. Mindestens drei Personen sollten zur Besatzung gehören, ansonsten kann der mehr als 35.000 km lange Seeweg sehr langweilig und auch abenteuerlich werden.

Führen Sie ein Logbuch von der Vorbereitung, der Abfahrt bis hin zur Ankunft in Sydney. Wenn Sie mindestens eine Seite am Tag schreiben, wird es ein sehr erfolgreicher Abenteuerroman. Wenn Sie nur zu Hause sitzen, können Sie kaum solch ein Buch mit diesem Umfang schreiben.

In Sydney verkaufen Sie Ihre Yacht und fliegen nach Hamburg zurück.

Alexanders Feldzug nach Indien

Alexander der Große, der König von Makedonien, hatte im Jahre 335 v. Chr. einen Eroberungszug in Richtung Südosten begonnen. Über die Türkei, den Irak, Iran und Afghanistan erreichte er bis zum Jahre 326 v. Chr. Indien. Unterwegs besiegte er alle Länder, durch die er durchmarschierte.

Poru, der indische König, weigerte sich sich Alexander zu unterwerfen. Es folgte eine Plänkelei und die griechischen Soldaten fesselten König Poru und präsentierten ihn vor Alexander. Alexander fragte König Poru: "Du bist mein Gefangener, welche Behandlung erwartest du von mir?" Daraufhin antwortete König Poru: "Die Behandlung eines Königs." Mit dieser mutigen Antwort wurde Alexander sehr zufriedengestellt. Er gab Poru sein Land zurück, schloss einen Friedensvertrag mit ihm und kehrte schließlich mit all seinen Begleitsoldaten heim.

Es gibt eine andere Fassung dieser Invasion: Als Alexander seinen Feldzug begonnen hatte, war er nur ein 21jähriger Halbstarker. Sein langer Irrweg nach Indien betrug mehr als 10.000 km. Es herrschte wüstenähnliches Klima, Nahrungsmangel, Trinkwassermangel. Hohe gefährliche Gebirge mussten überquert werden und die Gebiete waren sehr dünn besiedelt. Als Alexander mit seiner Gefolgschaft die Grenze Indiens erreichte, waren sie durstig, hungrig, krank, müde und von Elend umgeben.

Plötzlich begegnete Alexanders Belegschaft einer riesigen Kavallerie mit einer ungeheuren Menge, voll bewaffneter und gepanzerter Soldaten auf Kampfelefanten. Innerhalb kurzer Zeit wurde Alexanders Mannschaft überrascht und überfallen. In diesem Gefecht wurde Alexander schwer verletzt, flüchtete mit den restlichen Soldaten und auf dem Heimweg erlag er seinen Verletzungen im Jahre 323 v. Chr. im Alter von 24 Jahren in Babylon.

Die zwei verschiedenen Versionen von Alexanders Feldzug nach Indien vermitteln unterschiedliche Informationen. Eine Recherche in die Geschichte und die geographische Lage der Länder, durch die Alexander auf seinem Weg marschierte, kann ein ziemlich klares Bild vermitteln. Schreiben Sie ein neues Buch darüber, ähnlich wie die Werke von J. R. R. Tolkien "Der Herr der Ringe" und vergleichen sie diesen Feldzug mit der heutigen Entwicklung.

Fahrradreise durch das Weltall

Die Reise findet im Wohnzimmer statt. Ein stationäres Fahrrad, beziehungsweise ein Fahrradergometer oder Heimtrainer, ein Fahrradhelm, leise aber endlose klassische Musik, eine Schlafmaske und volle Konzentration sind die wichtigsten Ausrüstungen dafür. Steigen Sie auf das Rad, setzen Sie den Helm und die Schlafmaske auf. Jetzt schließen Sie die Augen, treten Sie in die Pedale und lassen sich mit Musik in die entsprechende Himmelsrichtung schleudern.

Sie fliegen durch die Wolken, Sie sehen die Erde, den Mond, die Venus und den Merkur. Bald bleibt die Sonne hinter Ihnen zurück und all die Himmelskörper werden immer kleiner. Ein roter Planet kommt näher, lassen Sie diesen links liegen und langsam nähern Sie sich einem Riesenplanet – dem Jupiter. Alle Monde von Jupiter werden sichtbar, eine sehr schöne Jupiterfamilie mit vielen Kindern ist zu sehen.

In wenigen Minuten werden Sie das Reich des Jupiters verlassen. Jetzt können Sie den Helm abnehmen, weil der Asteroidengürtel vorbei ist und die Gefahr eines Steinschlags durch freifliegende Steinbrocken vorüber ist. Ein attraktiver Ringe-Planet taucht auf. Das ist Saturn, er besteht hauptsächlich aus Wasserstoff und deshalb wird er auch als Gasplanet bezeichnet. Es wird einige Momente dauern bis Sie an den äußeren Planeten wie Uranus und Neptun vorbei radeln.

Jetzt wird es ein bisschen leerer. Ab und zu fliegen einige Eiskugeln vorbei. Dies sind die Kometen, die sich in der Sonnennähe aufblasen. Langsam wird die Milchstraße sichtbar und zunehmend heller. Sie kommen zu einem sehr stark beleuchteten riesigen Gebiet, dem Zentrum unserer Galaxie. Die helle Beleuchtung ist so stark, dass Sie kaum etwas erkennen können. Langsam lässt die Helligkeit nach und demnächst erreichen Sie die Grenze der Milchstraße.

Bald werden Sie die Galaxie Andromeda erkennen. Danach werden immer mehr Galaxien von vorne, von hinten, rechts, links, oben und unten auftauchen. Dies ist unser Weltall und Sie werden jetzt versuchen dieses Weltall zu verlassen. Treten Sie kräftig in die Pedale und schwupps haben Sie es geschafft. Jetzt werden Sie sehen, wie viele unterschiedliche Universen in runder Form zu sehen sind. Sie können auch dieses Bündnis des Weltalls verlassen und mit noch größeren konfrontiert werden. Diese Erscheinungen werden sich kontinuierlich wiederholen, wenn Sie absichtlich in ein anderes Weltall reinfahren werden. Dieser Versuch ist für Unerfahrene nicht ratsam – von daher kehren Sie bitte denselben Weg zurück nach Hause. Wenn Sie den Jupiter zu Gesicht bekommen, setzen Sie wieder den Helm auf. Die ganze Reise soll nicht länger als 45 Minuten dauern, sonst besteht die Möglichkeit, dass Sie im Weltall verloren gehen werden.

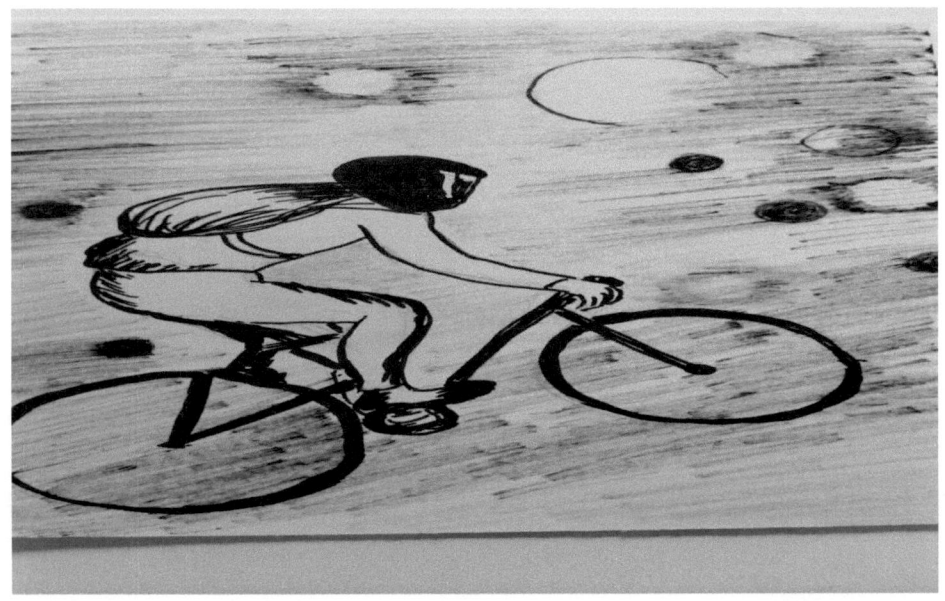

Aktivitäten mit Heimtrainer und Rudergerät: Mit dem Heimtrainer können Sie nicht nur durch das Weltall reisen, sondern können dieselbe Methode verwenden um eine Radtour zu unternehmen. Sie planen eine Radtour durch alle möglichen Gegenden. Besuchen Sie fremde Ortschaften, die Natur oder fahren Sie die Berge oder Wüsten hindurch. Sie wissen, dass Sie einen Rucksack tragen, in dem sich Trinkwasser und Proviant befindet. Ihre Augen sind zu, Sie hören Musik und dabei radeln Sie weiter. Wenn Sie eine Pause machen möchten, halten Sie an, steigen ab, setzen sich auf den Fußboden, essen, trinken und anschließend geht es weiter.

Mit einem Rudergerät wird die Reise identisch. Mit geschlossenen Augen und Musik können Sie rudern – entlang eines Flusses oder überqueren die Ozeane, Sie rudern einfach weiter. Sie programmieren für sich einen Zielort ein und bei Ankunft ist Ihre Reise beendet.

Reisekonto

Dieses Reisekonto entwickeln Sie selbst, weil es in der Tat nicht existiert. Sie geben Ihrer Bank einen Dauerauftrag um auf ein Reisekonto monatlich 50 Euro zu überweisen. In 10 Jahren wird die Summe auf 6.000 Euro angewachsen sein. Ab jetzt können Sie anfangen von diesem Extrakonto ungewöhnliche Reisen wie organisierte Länderreisen oder Studienreisen zu unternehmen und den monatlichen Beitrag zahlen Sie weiter. Je älter Sie werden, desto mehr akkumuliert die Summe des Reisekontos. Folgende Reisetipps für Sie:

Billigflieger vorziehen, da alle Flugzeuge ankommen. Stadtrundfahrt bevorzugen und öffentliche Verkehrsmittel benutzen. Unterkünfte weitgehend mit Kochmöglichkeit buchen. Wenn es möglich ist, Restaurantbesuche vermeiden, Lebensmittel in Supermärkten kaufen und im Hotelzimmer verzehren. Außer dem Nötigsten, keine anderen Lebensmittel kaufen. Nur Bordgepäck mitnehmen, das heißt dreimal Anziehsachen zum Wechseln, die angezogenen Schuhe, ein Paar Sandalen, ein kleines Fernglas und ein kleiner Fotoapparat. Jeden Abend im Hotel oder der Herberge die Socken und die getragene Unterwäsche waschen, eine Dusche nehmen, aber Vorsicht mit dem Duschwasser bei den Augen, der Nase, den Ohren und dem Mund, weil die Möglichkeit besteht sich mit Bakterien wie der Legionellose zu infizieren.

Die Reise soll nicht länger als zwei bis maximal drei Wochen dauern, sonst müssen Sie mehr Gepäck mitnehmen, das Sie als extra Gepäck abgeben müssen und falls dieses abgegebene Gepäck nicht im Zielort ankommt, sind Sie verloren. Außerdem haben Sie keine Wartezeit für die Gepäckabholung am Flughafen. Am Zielort möglichst Shopping ablehnen, das Ihr Gepäck vergrößern würde. Museen, Theater, Kinobesuche vermeiden, die Ihre Zeit und Ihr Geld beanspruchen werden. Anstelle dessen laufen Sie durch die Gassen, besuchen Sie die Märkte, Wochenmärkte, Parkanlagen und auch größere Einkaufszentren um das Alltagsleben der Einheimischen zu beobachten.

Wirtschaftspolitischer Faden

Nehmen Sie das gegenwärtige politische System in Kenntnis, erkennen Sie die Führungspersonen und stellen Sie deren Amtszeit fest. Welche Regierungen waren vor 5 oder 10 Jahren im Amt und welche wirtschaftspolitischen Spuren haben sie hinterlassen?

Wer regierte vor 30 Jahren und wie war die Lage des Landes nach dem Zweiten Weltkrieg? Welche Rolle hatte das Land während des Zweiten Weltkrieges gehabt? Wie war die Situation in den Jahren der Rezession und vor und nach dem Ersten Weltkrieg? Wie sah die Lage während der Jahrhundertwende am Ende des 19. Jahrhunderts aus und wie war der Beginn des neuen Zeitalters mit Automatisierung, Transport- und Kommunikationsmittel?

Zeitlich sollte die Rückverfolgung auf 100 bis 150 Jahre begrenzt werden. Konkretisieren Sie zuerst die politische Lage vom Anfang bis zur Gegenwart, entwickeln Sie einen einfachen ‚Laufweg' und wandern Sie auf diesem Weg mehrfach hin und zurück. Wenn die politische Lage zum größten Teil verständlich wird, informieren Sie sich über zusätzliche Bereiche wie das Bevölkerungswachstum, das Wirtschaftswachstum und über die Naturkatastrophen. Bereiche, die bei Ihnen wenig oder kein Interesse wecken, ignorieren Sie einfach und vertiefen stattdessen Bereiche mit persönlichem Interesse weiter.

Eltern und Ahnen

Die allgemeine Darstellung eines Stammbaums ist kompliziert und kann alles durcheinanderbringen. Um ein klares Bild und eine Vorstellung zu bekommen, sollte die Rückverfolgung der Familie vom eigenen Standpunkt aus nicht mehr als vier Generationen betragen. Die eigene Person wird somit als vierte Generation, die Eltern als dritte, die Großeltern als zweite und die Urgroßeltern als die erste Generation bezeichnet. Eigene Kinder, Enkelkinder und Urenkelkinder werden als fünfte, sechste und siebte Generation dargestellt.

Zuerst werden die weiblichen Personen wie Mutter, Großmutter und Urgroßmutter festgelegt. Dann folgen der Vater, Großvater und Urgroßvater. Alle eigenen Kinder, Enkelkinder und Urenkelkinder werden zusammengezählt und mit ihnen wird sich nicht weiter beschäftigt. Sonst könnte dies als Einmischung in das Leben neuer Generationen eingestuft werden.

Die Herkunft der Eltern sollte untersucht werden, zum Beispiel ob sie Geschwister hatten. Wenn ja, welche, wo leben sie, deren Familienstand bis in die fünfte, sechste und siebte Generation untersuchen, feststellen und deren Wohnräume lokalisieren. Diese Information muss unbedingt an die eigene Nachkommen-Generation weitergegeben werden, da sonst die Möglichkeit einer Vermählung innerhalb der Verwandtschaft besteht. Diese Gefahr der anomalen Geburten kann so vermieden werden.

Wenn genügend Zeit und Interesse vorhanden ist, kann nach den Geschwistern der Großeltern und Urgroßeltern geforscht und gegebenenfalls mit ihnen Kontakt aufgenommen werden. All diese Recherchen bereichern das Leben und halten Demenz fern.

Fremdsprache

Die Muttersprache ist in dem Sinne keine Sprache, sondern eine Angewohnheit aus dem familiären und gesellschaftlichen Umfeld. Jeder Mensch auf der Welt kann eine Sprache sprechen, jedoch die Qualität der Sprache ist direkt mit der Bildung und Beschäftigung verbunden.

Eine andere Sprache kann nicht vererbt werden, sondern nur mit Interesse gelernt werden. Das Erlernen einer Fremdsprache soll nach dem Stellenwert ausgewählt werden. Urlaub, Beruf oder eigenes Interesse können die Gründe dieses Vorhabens sein. Aber es wird nicht hilfreich sein eine Sprache zu lernen, die nirgendwo in Ihrem Umfeld gesprochen wird.

Wählen Sie zuerst nur 30 Hauptwörter inklusive Verben aus und üben Sie diese intensiv. Ein Mensch braucht mindestens 30 Wörter, um sich in einer Fremdsprache äußern zu können. Allerdings verwenden die meisten Menschen tagtäglich etwa 300 Wörter der eigenen Sprache, obwohl über 30.000 Wörter in jeder größeren Sprache vorhanden sind.

Der berühmte Weltempfänger Radiosender der Vereinigten Staaten VOA (Voice of America) hatte im Jahre 1959 nur 1.500 wichtige Wörter aus der englischen Sprache als Special English ausgewählt. VOA sendet bis in die Gegenwart all seine Programme nur mit Verwendung dieser 1.500 Wörter, wobei über Politik, Wirtschaft, Gesundheit, Wissenschaft, Umwelt und alle möglichen anderen Themen der Erde diskutiert wird.

Eine Sprache ist wie das Geld. Wenn ein Mensch sehr wenig Geld zu Verfügung hat, wird er sicherlich damit sehr vorsichtig umgehen und nur das Nötigste vom Sparbuch benutzen. In diesem Fall kann das Wörterbuch als Sparbuch verwendet werden und nur die nötigsten Wörter gelernt und benutzt werden. Ungebrauchte Vokabeln können leicht vergessen werden. In diesem Sinne kann die Fremdsprache eine Demenzerkrankung verhindern.

Terminkalender

Die Eintragung von Terminen in den Terminkalender befreit den Menschen vom Erinnern an einen Termin, eine Verpflichtung oder ein Vorhaben. Man muss nur die täglichen oder wöchentlichen Termine anschauen und entsprechend diesen nachgehen. Die Gedankenwelt bleibt frei, jedoch begleitet eine ständige Angst diese Verlässlichkeit. Was passiert, wenn der Terminkalender verschwindet oder die eingetragenen Daten verloren gehen?

Die Denkkraft ist ziemlich sicher. Alle Termine, ob langfristig, mittelfristig, kurzfristig oder jährlich, monatlich, wöchentlich oder täglich, können systematisch im Gedächtnis gespeichert werden.

Denken Sie jeden Morgen als erstes über die täglichen Termine und Vorhaben nach, dabei rufen Sie die mittel- und langfristigen Termine ab und denken Sie diese an. Termine und Vorhaben nur in Gedanken zu speichern ist eine gewöhnliche Praxis der Spione. Sonst wäre ihr Beruf für sie zum Verhängnis geworden.

Der Terminkalender ermöglicht die bevorstehenden Termine wahrzunehmen und verhilft gleichzeitig die Denkkraft dazu in den Ruhestand versetzt zu werden. Geburtstage, Arzttermine, sonstige Termine, Abfahrt, Abflug und alle möglichen anderen Zeiten, die eingehalten werden müssen, können im Gedächtnis gespeichert werden.

Am Anfang können die Termine auch schriftlich festgelegt und sicherheitshalber auch überprüft werden. Langfristig wird der Kalender im Gedächtnis zur Gewohnheit und der schriftliche Terminkalender wird überflüssig. Viele berühmte Persönlichkeiten, wie berühmte Industrielle, speichern die persönlichen Vorhaben im Kopf. Menschen mit Terminkalender im Kopf haben keinen Platz dort übrig für eine Demenzerkrankung.

Auf dem Fußboden schlafen

Der ursprüngliche Mensch besaß kein Bett noch schlief er auf den Bäumen. Die Gefahr vom Baum herunter zu fallen war zu groß, weil der Mensch keine ‚Anklemm-Mechanismen' besitzt wie ein Vogel oder viele Reptilienarten. Deshalb schliefen die Menschen immer auf dem Boden.

Im Laufe der Zivilisation wurden Schlafmöglichkeiten entwickelt um den Schlaf bequemer zu gestalten. An den Schlafstätten wurde immer weiter geforscht und diese so gestaltet, dass es kaum noch Widerstände für den Körper gibt. Heutzutage schläft der Mensch in einem weichen Bett in dem der Körper keinen Widerstand mehr leisten muss. Als Resultat entwickelten sich Gelenkschmerzen und Schlaflosigkeit.

Halten Sie den Fußboden neben Ihrem Bett ständig sauber. Nehmen Sie nur ein Kopfkissen ohne irgendeine Matratze und versuchen Sie mit einer dünnen Decke dort zu schlafen. Es wird sehr hart, Sie müssen sich immer wieder umdrehen. Vielleicht schlafen Sie irgendwann ein. Plötzlich werden Sie wach, Ihre Knochen tun weh und Sie wandern zu Ihrem Bett. Dort werden Sie sofort einschlafen und werden erst mit dem Wecker wach.

Fußbodenschlaf ist ein sehr gutes Mittel gegen Schlaflosigkeit, die eventuell zur Demenzerkrankung führen kann.

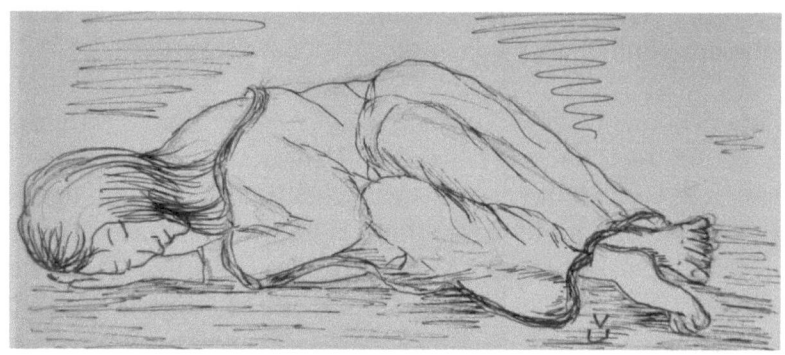

Es tun mir die Knochen weh, aber danach....

Reparaturarbeit

Alle Gegenstände, die von Menschen hergestellt werden, benötigen kurz oder langfristig eine Reparatur. Mechanische Geräte, Porzellanfiguren oder Musikinstrumente wurden in der Vergangenheit immer wieder repariert und verbessert. Durch steigenden Wohlstand, materiellen Überfluss und Mangel an Zeit und Lust ist das traditionelle Reparaturhandwerk allmählich in die Vergessenheit geraten.

Berufe wie Uhrmacher, Schuster oder Buchbinder sind fast ausgestorben. Jedoch existieren die mechanischen Uhren, getragenen Schuhe oder zerfallenen Bücher, wofür es keine Handwerker mehr gibt. Früher wurden all diese Dinge zur Reparatur gebracht, weil die Reparaturkosten geringfügig waren. Mit steigendem Lebensstandard der Handwerker und sinkender Preise aller Produkte, landen die reparaturbedürftigen Sachen im Müll oder auf dem Sperrmüll.

Jeder Mensch ist in der Lage, unterschiedliche Gegenstände zu reparieren. Eine freiwillige Reparaturarbeit soll nicht mit Arbeitsaufwand bewertet werden. Je nach Interesse können die Reparaturarbeiten beginnen. Sei es die Tapete an der Wand, die zerfallenen Enzyklopädie-Bände oder der tropfende Wasserhahn, alles kann von jedem repariert werden.

Man soll auch die Dinge reparieren, wie ein sehr altes Küchengerät, die man überhaupt nicht braucht, weil so Müll reduziert und die Umwelt geschont wird. Vielleicht hat das funktionierende alte Küchengerät einen antiken Wert. Reich oder arm, alle Menschen sollen sich an der Reparaturarbeit beteiligen. Erfolgreiche Reparaturarbeiten bringen Freude, Leidenschaft, Beweglichkeit, man wird erfinderisch, entwickelt dabei immer mehr Ehrgeiz, hält die Gedanken frisch und dies reduziert die Gefahr einer Demenzerkrankung.

Die Welt der Unikate

Was Sie auf dieser Welt sehen und erleben, sind alles Unikate. Nicht nur die Fingerabdrücke aller Menschen sind unterschiedlich, sondern nichts von einem Menschen ist mit einem anderen Menschen vergleichbar. Die Ähnlichkeitsvorstellung ist eine allgemeine Annahme um etwas in eine Gattung und Art einzuordnen. In der Tat ist keine Kartoffelknolle oder kein Deutscher Schäferhund exakt identisch mit einem anderen.

Bei einer genauen Beobachtung werden die unterschiedlichen Merkmale sichtbar. Die Blätter von einem Baum sehen gleich aus, aber sie alle zeigen einen physischen Unterschied zu den anderen Blättern. Selbst maschinell hergestellte Gegenstände wie ein Auto oder ein Fahrrad von derselben Marke zeigen erhebliche Unterschiede.

Die Welt der Organismen besteht nur aus Unikaten. Diese Behauptung ist eine empirische Beobachtung. Jedoch ist sicher, dass niemand in der Lage sein wird, die Unikats-Hypothese zu widerlegen. Wie ist es denn mit den Materialien aus der anorganischen Natur? Sind die Sandkörner oder Salzkörner Unikate oder genau gleich mit allen anderen derselben Sorte?

Eine Beschäftigung mit der Welt der Unikate lässt keine Chance zur Demenzerkrankung.

Aktienanalyse

Gewöhnlich hat ein Mensch Interesse an mehreren Dingen im Leben. Dieses Interesse kann am Beruf oder Hobby orientiert sein. Oft ist ein Hobby viel beliebter als der Beruf. Ein Bündnis mit Beruf und Hobby ist rar, aber sehr begehrt.

Hier kann das berufliche Wissen als praktisches und das hobbymäßige Wissen als theoretisches angenommen werden. Oft ist das theoretische Wissen weit umfangreicher oder grenzenloser als das berufliche. Ein Beispiel: Ein Hobbybotaniker kann in der Lage sein einen Berufsbotaniker mit Fragen und Vorstellungen in Verlegenheit zu bringen. Selbst ein erfahrener und praktizierender Mediziner könnte wenig über die umfassende Medizinindustrie Bescheid wissen.

Fast für jeden Bereich des Lebens existiert eine Aktie. Flaschenwasser, Babynahrung, Autoreifen, Windenergie oder Reiseveranstalter – die Aktien sind nahezu grenzenlos. Sie suchen Ihr Interessensgebiet aus, spezialisieren sich nochmals in einem Sub-Bereich und konzentrieren sich nur auf ein bis drei Produkte. Recherchieren Sie über die Rohstoffe, die Produktion, den Marktbedarf, den Zukunftsbedarf, die unterschiedlichen Hersteller und deren wirtschaftlichen Zustand.

In der Tageszeitung sowie im Internet ist die Aktienentwicklung sehr gut verfolgbar. Nach ständigen Recherchen werden Sie den Wert und die Bedeutung einer Aktie feststellen können. Das wichtigste Element einer Aktienanalyse ist das Vermächtnis die Prophezeiung ausdrücklich voraus zu sagen.

Entwickeln Sie eine Liste mit einigen zuverlässigen Aktien und notieren Sie deren Tagespreis. Bevorzugen Sie nur die Aktien mit Dividenden, die 3 bis 4 Prozent pro Aktie bezahlen. Sie wählen fünf Aktiengesellschaften aus, notieren, dass Sie je 100 Aktien gekauft haben und beobachten diese jeden Tag.

Praktizieren Sie die Aktienanalyse für mehrere Monate. Wenn Sie sich ziemlich sicher fühlen und Ihre Analyse überwiegend korrekt erscheint, können Sie diese an Banken, Aktienfonds und an die Aktienbörse weiterleiten. Schicken Sie einmal wöchentlich Ihre Prognose, dazu einen Bericht über Erfolge und Niederlagen der vorherigen Woche. Wenn Ihre Analyse gut ist, werden die Aktieninstitutionen sich bei Ihnen melden und gegebenenfalls können Sie dabei auch noch Geld verdienen.

Es ist ratsam sich selbst von einer Beteiligung im Aktienhandel fern zu halten. Sonst ist die Gefahr in einer Sackgasse zu landen ziemlich groß. Geldverlust im hohen Alter durch zocken kann zur Demenz führen.

Fliegen mit einem Fernglas

Ein Fernglas trennt einen Menschen von seinem materiellen Umfeld und verknüpft eine Beziehung mit einem Objekt in der Ferne. Bei gutem Wetter werden Sie im Himmel die weißen Kondensstreifen der Passagierflugzeuge sehen. Diese Mittel- und Langstreckenmaschinen fliegen in einer Höhe von 10 bis 12 km mit einer Geschwindigkeit von 800 bis 1.100 km pro Stunde.

Ein einfaches, aber gutes Fernglas mit 10facher Vergrößerung, ist um €150 im Handel erhältlich. Lesen Sie bitte die Bedienungsanleitung durch. Mit dem Fernglas verfolgen Sie den Kondensstreifen in Flugrichtung und werden am Ende das Flugzeug sehen. Nach einer Scharfeinstellung werden Sie das Flugzeug erkennen. Es ist eine zweistrahlige oder vierstrahlige und selten eine dreistrahlige Maschine. Bei guter Sicht wird auch das Zeichen der Fluggesellschaft erkennbar.

In der Regel werden Sie 100 bis 300 Sekunden für eine einzige Beobachtung zur Verfügung haben. Es ist viel Zeit um eine leidenschaftliche Fantasie zu erleben. Sie stellen sich vor, Sie seien ein mitfliegender Passagier dieser Maschine und bauen sich das dort vorhandene Bühnenbild genau nach Ihren Vorstellungen auf. Nehmen Sie Platz am Fenster und schauen Sie mit dem gleichen Fernglas nach unten. Sie sehen ein kleines Haus mit rotem Dach und stellen sich vor, dass da jemand auf dem Balkon steht und Ihre Maschine mit einem Fernglas beobachtet.

Die Flugrichtung, der Typ der Maschine und das Zeichen der Fluggesellschaft werden Ihnen verraten, wo sie hinfliegen. Ein Beispiel: Sie befinden sich im Großraum von Hannover, die Maschine ist zweistrahlig, hat ein Kranichlogo im gelben Kreis und fliegt nach Osten. Es kann sein, dass die Lufthansa Maschine nach Berlin, Warschau oder Moskau fliegt. Nach weiteren Recherchen mit Zeit und Flugzeugtyp werden Sie genau feststellen, von wo die Maschine kommt und wohin sie fliegt. Das gleiche gilt, wenn Sie eine vierstrahlige Großraummaschine mit

Logo JAL in Richtung Nordosten fliegen sehen. Das ist Japan Airlines, die Maschine fliegt nach Tokio und Sie fliegen mit. Ihre Fantasiewelt wirkt gegenteilig zur Demenzerkrankung.

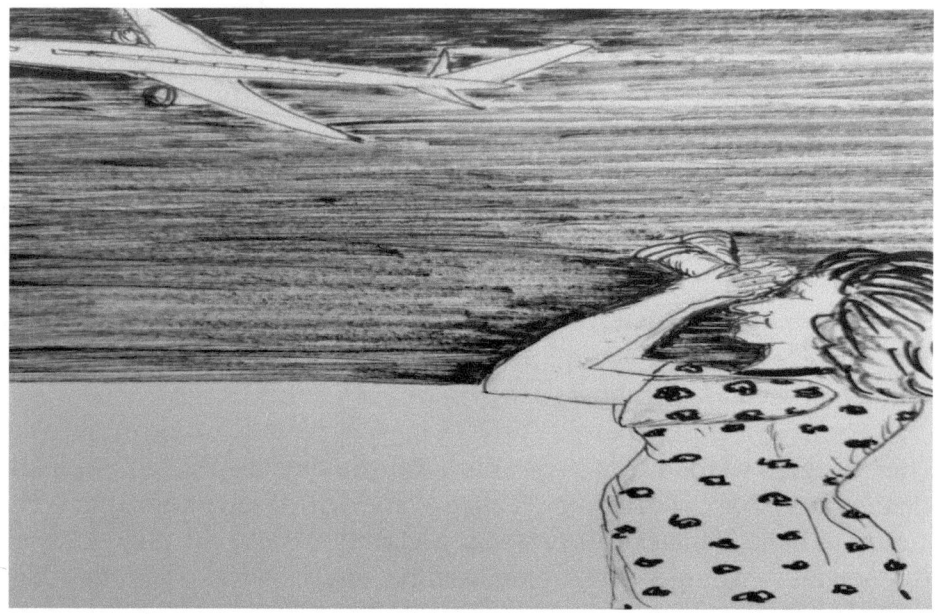

Ich fliege mit nach Singapore

Mondkalender

Die ursprüngliche periodische Zeitberechnung basiert auf dem Mondkalender und die etymologische Bedeutung von Monat stammt von Mond ab. Von einem Neumond bis zum Ende der Mondphase dauert es 28 Tage, nicht länger und nicht kürzer. Der Unterschied zwischen Tag und Nacht ist von der Sonne abhängig, aber der Monat ist direkt mit den Mondphasen verbunden. Diese Berechnung ist sehr gut definiert und passt zu vielen Naturereignissen.

Die Periodeberechnung war eine Frauensache. Sie haben die Mondphasen genau beobachtet, ihre Menstruation und damit den Beginn ihrer Schwangerschaft errechnet. Der Lunarmonat beinhaltet 28 Tage und die Geburt findet in 280 Tagen beziehungweise 10 Lunarmondmonate später statt. Diese exakte Berechnung wurde durcheinander gebracht als Männer sich eingemischt hatten.

Der von Männern vorgestellte Solarkalender ist nicht korrekt - es fehlen dabei Tage um das Jahr auf 12 Monaten abzurunden. Dieser Kalender wurde nicht von Astronomen im Zusammenhang zur Sternzeit berechnet, sondern von Personen, die mit Sonne, Mond und Erde nichts zu tun hatten. Außerdem haben sie in deren Solarkalender die Frauen völlig ignoriert und missachtet. Hätten die Männer die 364 Tage anstatt 365 Tage für das Jahr berechnet, hätte ein Jahr aus 13 Monaten bestanden, indem jeder Monat sich aus 28 Tagen zuammen gesetzt hätte. Dies wäre sehr passend zu den beiden Lunar- und Solarkalendern gewesen, aber die Zahl 13 wurde als Unglücksbringer bezeichnet. Um diesen Unglücksbringer zu beseitigen, ist der heutige verwirrende Solarkalender mit 12 Monaten fabriziert worden.

Die Schwankungen der Umrundungen von Sonne und Mond sind in menschlicher Gegenwart nicht vorhanden, aber es wurde viel komplizierter dargestellt um eine Berechnung zu rechtfertigen. Witzigerweise gibt es bei vielen Institutionen heute noch das 13. Monatsgehalt.

Der Mensch braucht 10 Lunarmonate um sich im Mutterleib zu entwickeln. Danach bleibt er weitere 10 Lunarmonate von der Mutter abhängig und wird gestillt. Anschließend verlässt das Kind den Mutterschoß, die Zähne wachsen um feste Nahrung zu sich zu nehmen und dabei fängt das Kind an zu laufen.

Ab diesem Augenblick beginnt das Schicksal dieses Menschen. Viele erreichten damals schon, als der Mondkalender gültig war, ein erhebliches Alter von 1000 Lunarmonaten, was in der heutigen Berechnung ein Alter von gut 83 Jahren bedeutet. Dementsprechend sind die ersten Menschen Adam 960 und Eva 920 Jahre alt geworden. Dies bedeutet, sie sind 960/13=73,84 und 920/13=70,76 Jahre alt geworden.

Mit der Abschaffung des Mondkalenders ist die Aberkennung der Frauenrechte gekennzeichnet. Es beginnt die Männerhierarchie und das damit verbundene einseitige Machtmonopol in der Gesellschaft, die endlich zu einer Sackgasse führt und auch in der Demenzerkrankung endet. Es ist Ihre Aufgabe, den ursprünglichen Mondkalender im Zusammenhang mit dem Erdtrabanten wieder herzustellen.

Sterne gucken

Bei gutem Wetter sind die Sterne am Himmel sichtbar. Auch in Großmetropolen sind einige helle Sterne zu sehen. Die Sternbeobachtung ist nicht ein Eigentum der Astronomen, sondern ein Naturrecht aller Menschen. Man muss auch kein Biologe sein um eine Pflanze oder ein Tier zu betrachten. Jeder hat seine eigene Vorstellung über die Dinge seiner Umwelt.

Oft sind die wissenschaftlichen Darstellungen über Sternbilder einfach falsch. Ein Beispiel: Das Sternbild Orion wird als das Bild eines Himmelsjägers dargestellt. Aber alle Sterne dieses Sternbilds haben keine Gemeinsamkeit. Drei helle Sterne bilden den Gürtel dieses mythischen Jägers und diese drei Sterne liegen in einer unterschiedlichen Entfernung von 800 bis 2.000 Lichtjahren. Die Entfernungen zu den Sternen sind so groß, dass wir über keine praktische Vorstellung darüber verfügen. Nur über die in der Nähe liegenden Planeten haben wir ein bisschen Informationen und auch einen Zugang.

Sie sind Bewohner Ihrer Galaxie und in allen Himmelsrichtungen vor Ihnen sind Sterne in unterschiedlicher Helligkeit zu sehen. Versuchen Sie zuerst mit bloßen Augen und später auch mit einem Fernglas den Himmel zu beobachten. Ein Fernrohr ist arbeitsaufwändig, einäugig, unbequem, teuer und bringt dabei nicht viel mehr als ein sehr gutes Fernglas.

Wählen Sie ein gutes Fernglas mit 10x42 aus. Hier gibt der erste Wert die Vergrößerung an und der zweite Wert vermittelt die Objektivöffnung. Ein passendes Fernglas ist für €250 erhältlich. Es ist eine sehr gute Investition auf Lebenszeit und Ihre Nachkommen können später dieses mit Freude erben.

Beobachten Sie den Nachthimmel, entdecken Sie Ihre eigenen Lieblingssterne, konzipieren Sie Ihre eigenen Sternbilder und geben Sie ihnen Namen nach Ihrem eigenen Geschmack. Vielleicht entdecken Sie andere Dinge dabei, wie eine Sternschnuppe, einen riesen Meteorit, der wie ein Feuerball in der Atmosphäre verglüht oder die Satelliten und Satellitenteile, die die Erde umkreisen.

Bald sind Sie vereint und vertraut mit dem Nachthimmel, werden ein anderer Mensch, ein Bewohner einer Galaxie, der viel zu tun hat und nicht an einer Demenzerkrankung leidet.

Wetterbeobachtung

Über das Wetter wird immer geredet, aber beeinflussen kann es niemand. Wetter ist lokal, regional, überregional und gegebenenfalls kann es auch kontinental sein, aber niemals global. Wirbelstürme können irgendwo auf dem Meer entstehen, bewegen sich tausende Kilometer ins Landesinnere und können ein großräumiges Wetter mit ständiger Veränderung sein.

Das häufigste Wetterphänomen ist das regionale Wetter, über das man sich anhand des Wetterberichts informieren kann. Oft ist dieser regionale Wetterbericht nicht einheitlich und nicht zuverlässig. Das liegt an den ständigen Veränderungen der Windrichtung, Wärmeentwicklung und an anderen Gegebenheiten wie Berge, Binnengewässer oder an der Luftfeuchtigkeit.

Der lokale Wetterbericht ist sehr wichtig für die Menschen, die an einem bestimmten Ort leben. Hier besteht die Möglichkeit selbst ein Meteorologe zu werden, indem man eigene Methoden entwickelt um das lokale Wetter prophezeien zu können.

Nehmen Sie ein Außenthermometer als ein einziges Hilfsmittel für Ihre Wetterbeobachtung. Eine Kombination mit einem Barometer ist nicht nötig. Sie beobachten die Tagestemperatur am Vormittag und Nachmittag, notieren Sie die Angaben in einem Notizbuch mit Datum und schreiben Sie dazu die anderen Angaben auf wie: Es hat geregnet, es ist bewölkt, es ist windig, es ist sonnig oder es gab einen Hagelsturm.

In den ersten Monaten wird es vielleicht langweilig sein, aber kaum ist ein halbes Jahr vorbei, werden Sie sich für diese Wetterbeobachtung sehr interessieren. Sie werden auf viele Naturereignisse aufmerksam. Sie werden anhand Ihrer Beobachtung der Pflanzen, Tiere, Windböen oder an den fliegenden Blättern, Wolken, Vögeln das Wetter für den nächsten Tag voraussagen können.

Nach einigen Monaten, vielleicht nach einem Jahr werden Sie kein Außenthermometer mehr benötigen um ein ziemlich perfekter Wetterexperte zu werden. Es handelt sich hier um einen verloren gegangenen Urinstinkt der Menschheit, der sich wiederbeleben lässt. Eines Tages, wenn Sie etwa für zehn Minuten draußen stehen, intensiv das Wetter beobachten und voraussagen können, wie das Wetter in den nächsten Stunden sein wird, sind Sie überhaupt nicht an Demenz erkrankt.

Zeitberechnung mit Längengrad

Ohne fremde Hilfe, nur mit einer Weltkarte, können Sie für jeden Ort der Welt die lokale Zeit feststellen. Die wichtigste Angabe ist der Längengrad, wobei der Breitengrad keine Rolle spielt, weil die lokale Zeit für einen bestimmten Breitengrad von Norden bis Süden gleich ist. Die Welt ist mit 360 Längengraden aufgeteilt, wobei 180 Grade östlich und 180 Grade westlich von Greenwich, ein Stadtteil im Südosten von London, liegt, der als 0° Längengrad bezeichnet wird.

Ein Längengrad ist gleich vier Minuten. Der Längengrad von Hamburg ist 10° Grad östlich von London. Hier ergibt 10x4 = 40 Minuten. Weil Hamburg östlich von London liegt, ist dort der Sonnenaufgang eher als in London. Also, wenn es in London 12 Uhr mittags ist, ist die lokale Zeit von Hamburg 12:40 Uhr aber die Zentral Europäische Zeit (CET) wird mit 15° östlichen Längengrad berechnet und ergibt 60 Minuten. Also ist die CET eine Stunde eher als London. Laut CET wird, wenn es 12 Uhr mittags in London ist, die CET von Hamburg oder Berlin 13 Uhr sein.

Der 20. westliche Längengrad ist interessant, weil außer Island kein anderes bewohnbares Gebiet vom Nord- bis zum Südpol auf diesem liegt. Der Längengrad von Los Angeles an der Ostküste von den USA ist 120° Grad östlich. Also dort erscheint die Sonne viel später als in London. Hier ergibt 120x4 = 480 Minuten gleich acht Stunden. Wenn es in London 12 Uhr mittags ist, wird die lokale Zeit von Los Angeles 4 Uhr morgens sein.

Jedes Land hat eine gemeinsame nationale Zeitberechnung. So ist die nationale Zeit von Japan 10 Stunden von London voraus, weil hier die Zeit am 150. östlichen Längengrad berechnet wird. Größere Länder wie Russland oder die USA verfügen über mehrere Zeitzonen.

Nehmen Sie sich eine Weltkarte oder einen Globus definiert mit Längengraden. Jetzt suchen Sie sich einen sehr kleinen oder großen Ort, finden Sie den Längengrad und berechnen Sie die lokale Zeit dieses Ortes.

Es ist gut zu merken, 360 Grad x 4 Minuten gleich 1.440 Minuten gleich 86.400 Sekunden oder 360 Längengrade sind 86.400 Sekunden oder 1.440 Minuten oder 24 Stunden oder gleich ein Tag.

Eines Tages, wenn Sie die Ortszeiten der Großstädte rund um den Globus spontan sagen können, haben Sie die Demenzerkrankung in die Wüste geschickt.

Zuckerameisen

Zu einem besonderen Anlass habe ich einen langjährigen Freund angerufen und über eine Stunde mit ihm telefoniert. Als Chefingenieur ging er in Rente und beschäftigt sich zurzeit in seinem Hausgarten mit biologischem Gemüseanbau. Aber sein Hauptanliegen ist das Ameisenmanagement. Was das bedeutet, hatte er mir sehr gut erklärt.

Ameisen lieben Zucker, welcher für sie unerschwinglich ist, weil Ameisen sich in der Natur und Zucker sich in der Küche befindet. Bei gutem Wetter nimmt er eine kleine Menge Zucker und einen niedrigen Hocker mit nach draußen. Dabei sucht er irgendwo eine Ameise und legt einen Zuckerkristall in die Nähe auf die Erde. Die Ameise findet den Zuckerkristall, nimmt ihn in den Mund und beeilt sich zu ihrem Erdloch zu kommen. Er verfolgt die Ameise, identifiziert die Stelle, wo die Ameise verschwunden ist und zäunt dabei in einem Umkreis von etwa 30 Zentimetern die Stelle ein, so dass fremde Ameisen nicht eintreten können. Er säubert dabei die herumliegenden Pflanzenreste, so dass die Ameisen sichtbar werden.

Die Beschäftigung beginnt mit der Ameisenfütterung. Er sitzt auf dem Hocker, verstreut vorsichtig Zuckerkristalle in alle Richtungen und Entfernungen und fängt an die Ameisen zu zählen, ohne dies aufzuschreiben. Die Suchmanöver nach Zuckerkristallen verlaufen asymmetrisch, die Heimkehr ist dagegen rein symmetrisch. Allerdings - Disziplin, Laufgeschwindigkeit, Arbeitsmoral, Freude und Kollegialität sind die maßgebenden Faktoren dabei. Trotz reichlich vorhandener Zuckermenge, beginnt keine Ameise vor Ort zu fressen. Für sie ist die Vorratskammer wichtiger als eine lukrative Mahlzeit. Mein Freund gibt auch Namen an jede Ameise wie – M13, Pallas, Vesta, Eros, Ganesh oder Zombie. Er baut einen telepathischen Kontakt mit den Ameisen auf und so kann er die Bewegungsrichtung einzelner Ameisen bestimmen oder freundlicherweise ändern. Das macht ihm Spaß zu sehen, wenn eine Ameise nach seinem Wunsch plötzlich die Laufrichtung ändert.

Nach einigen Stunden wird die Zuckerverstreuung gekürzt, ebenso reduziert sich die Ameisenbewegung, bis am Ende keine Zuckerkristalle mehr zu finden sind. Einige vereinzelte Ameisen laufen hin und her. Zuletzt macht eine einzige Ameise eine größere Runde und schließlich verschwindet sie in dem Erdloch. Es herrscht eine Stille in diesem eingezäunten Gebiet – kein Zuckerkristall, keine Ameisen. Vergleicht man den Endzustand mit dem vorherigen Hochbetrieb, wirkt das wie der Unterschied zwischen einem voll beschäftigten Marktplatz und einem einsamen Friedhof.

Schließlich fühlt man sich nach dieser Beschäftigung erleichtert und denkt somit den Arbeitstag gut absolviert zu haben. Am Ende des Telefongespräches habe ich meinen Freund gefragt: "Was hast du von dieser Ameisenfütterung?" Daraufhin antwortete er: "Das ist ein sehr gutes Vorbeugungsmittel gegen die Demenzerkrankung."

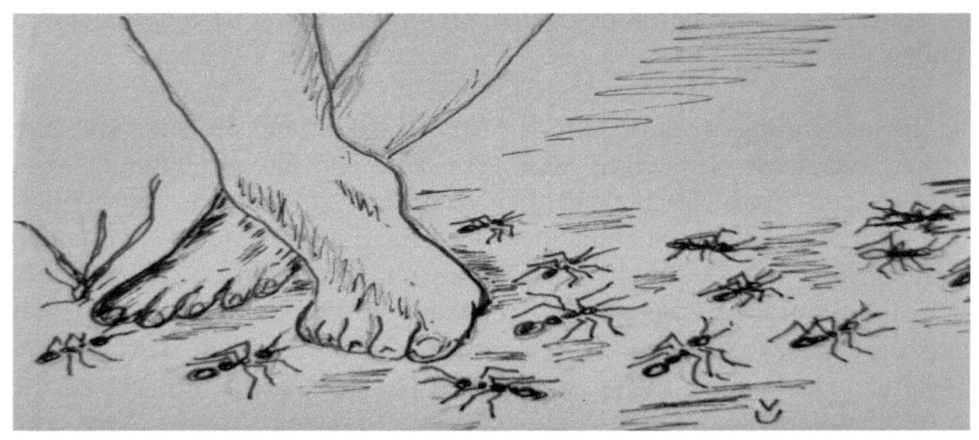

Ameisenfütterung

Das Alter

Das Leben besteht aus einem Wandel des Alters. Ab der Geburt werden die Lebenszeiten gezählt und beim Tod wird diese Zählung abgeschlossen. Die Alterung ist ein biologischer Prozess und ermöglicht dem Körper verschiedene Fähigkeiten.

Ein Baby bzw. Kleinkind hat alle möglichen Einschränkungen wie laufen, stehen, weit sehen, sich äußern oder essen. Das einzige Hilfsmittel, das das Kind anwendet, ist schreien. Im zunehmenden Alter verschwinden allmählich die Kindheitseinschränkungen, gleichzeitig gehen die Eigenschaften eines Kleinkindes wie schnelle Gliedmaßen-Bewegung, kriechen oder krabbeln verloren.

Eine ausreichende Nahrungsaufnahme ermöglicht Wachstum und liefert Energie an den Körper. Man tut dabei Sachen, die man nicht tun soll, weil in diesem Zustand die Muskelenergie größer sein könnte als der Verstand beziehungsweise die Denkenergie. Je älter der Mensch wird, desto stärker wird sein Empfinden und seine Klugheit.

Die biologischen Veränderungen treten in jedem Alter auf. Bei älteren Menschen reduziert sich die Muskelkraft, Hörkraft oder Sehkraft. Aber sie besitzen immer noch die Denkkraft, es sei denn, dass sie sie nicht regelmäßig ausüben.

In der traditionellen Gesellschaft wurden die älteren Menschen gewöhnlich als Erzähler aus den alten Zeiten betrachtet. Sie reduzieren langsam ihren Einsatz mit ihrer Muskelkraft und setzen dafür ihr Gedächtnis ein. Also, je älter, desto weiser wird der Mensch. Leider scheint in der organisierten Industriegesellschaft diese Regel ungewöhnlich geworden zu sein. Menschen stellen ihr Alter in den Vordergrund, verlangen Vorteile dafür und versuchen die Schuld für ihre körperlichen Beeinträchtigungen den Jüngeren zuzuschieben.

Sterben, krank werden oder invalide zu sein ist in jeder Zeit und in jedem Alter gleichermaßen möglich. Obwohl die anatomischen und physiologischen Aktivitäten in unterschiedlichem Alter nicht gleich sind. Es ist ein Kapitel für sich, warum ein Kleinkind keine Gefahren erkennen kann und ein erfahrener betagter Mensch oft viele Ängste in sich trägt.

Geburtstagsfeier

Warum werden die Geburtstage immer noch so großartig gefeiert und warum ist der Mensch so dreist sein Alter bekannt zu geben? Bis zum 6. Lebensjahr sollen die Geburtstage gefeiert werden, weil es sich hier um ein sehr kritisches Alter handelt. Die Jugendlichen und Heranwachsenden können gerne mit Freude ihre Geburtstagspartys feiern, die dann allmählich an Bedeutung verlieren. Ansonsten wird die Geburtstagsfeier im zunehmenden Alter zum Verhängnis.

Der Mensch wird 30, 40, 50, 60, 70 oder 80 Jahre alt und fühlt eine Art Annäherung an sein Lebensende. Bei vielen Menschen steigen die Ängste gegenüber dem Alter proportional an, das bedeutet: Je höher das Alter, desto ängstlicher wird die Zukunftsvorstellung. Dies führt zu Depression, Mutlosigkeit oder Demenzerkrankung. Die psychische Belastung leitet zur körperlichen Degradierung über und irgendwann wird dieser Mensch nicht mehr fähig sein, sich selbst zu helfen und braucht Fremdhilfe um am Leben bleiben zu können. Der beste Weg im zunehmenden Alter ist, keine Geburtstage zu feiern und selbst versuchen dieses Datum einfach zu vergessen. Bei behördlichen Angelegenheiten legen Sie Ihren Personalausweis vor, ohne sich damit zu beschäftigen und bei einem Telefoninterview sagen Sie niemals wie alt Sie sind und Sie gratulieren auch keinem Erwachsenen zu seinem Geburtstag.

Für die gesellschaftlichen Zusammenkünfte können Frühlingstreffen, Gartenpartys im Sommer, Herbstabschiedsfeier oder Treffen vor dem Kaminofen im Winter organisiert werden, ohne den Geburtstag zu feiern. Ihre Freunde und Familienmitglieder sollen Sie ausdrücklich mahnen, Ihnen nicht an Ihrem Geburtstag zu gratulieren, weil Sie es nicht möchten und Sie sind an diesem Tag einfach unauffindbar.

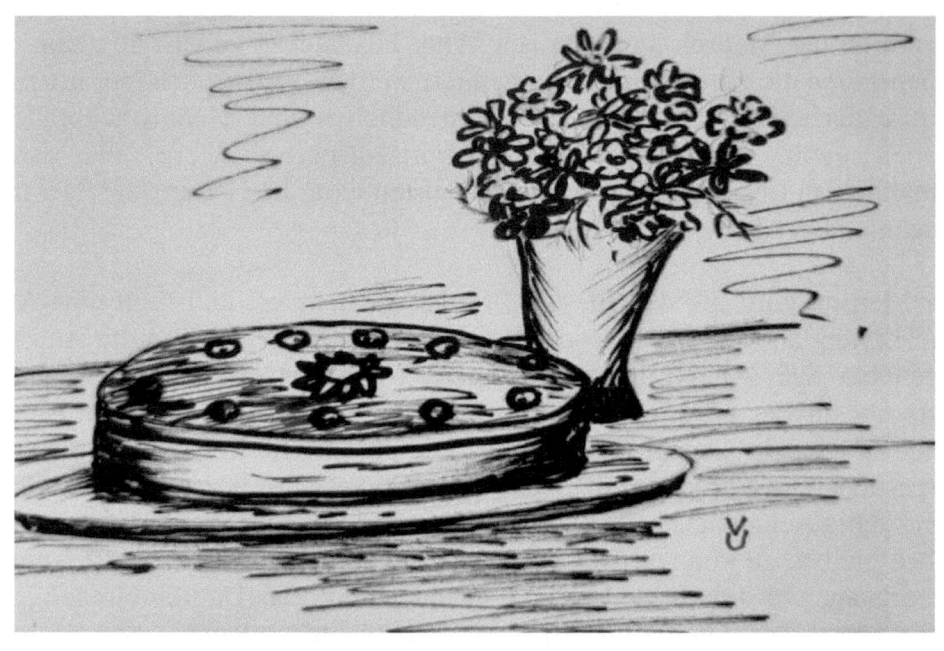

Sie sind an Ihrem Geburtstag einfach unauffindbar

Die Zeit und das Leben

Wenn Sie etwas unternehmen oder erledigen wollen, dann denken Sie nicht daran, dass es Ihre Zeit benötigen wird, da die Zeit sowieso vorbei gehen wird. Sie können Sie nicht abbremsen oder anhalten.

Das Leben ist ein Prozess, beginnt bei der Geburt, wandert durch unterschiedliche Phasen und endet beim Sterben. Das Leben ist wie eine Knospe, die zu einer Blume wird und danach eine Frucht, die anschließend reif wird. Es könnte sein, dass diese werdende Frucht in jeder Phase beschädigt werden kann - Ihre Pflicht ist es bis zum Ende gut durchzuhalten.

Ein zu einer sehr langen Haft verurteilter Gefangener kann in den letzten Jahren oder Monaten seiner Gefängnisstrafe sehr unruhig werden, versucht dann vorzeitig aus der Gefangenschaft auszubrechen, wird dabei erwischt und so wird die Haftstrafe verlängert. Es ist nicht selten, dass ein Mensch von einer langen Reise kurz vor der Ankunft in einen Unfall verwickelt wird, weil es ihm an Geduld mangelt und so eine erfolgreiche Reise in einer Katastrophe endet. Dies ist vergleichbar mit einem Menschen, der im hohen Alter die Geduld verliert und dadurch in Verwirrung verwickelt sein kann.

Was Ihnen Sorgen bereiten kann sind Ihre Gedanken, mit denen Sie keine Lösung finden können. Bitte denken Sie nur an heute, freuen Sie sich über Ihre gelebten Zeiten und versuchen Sie die bevorstehenden Aufgaben beziehungsweise das vor Ihnen liegende Vorhaben zu meistern.

Wenn Sie 50, 60 oder 70 Jahre alt sind, freuen Sie sich darüber, dass Sie immer noch am Leben sind und denken Sie daran wie viele Menschen vor Ihren Augen vorzeitig gestorben sind.

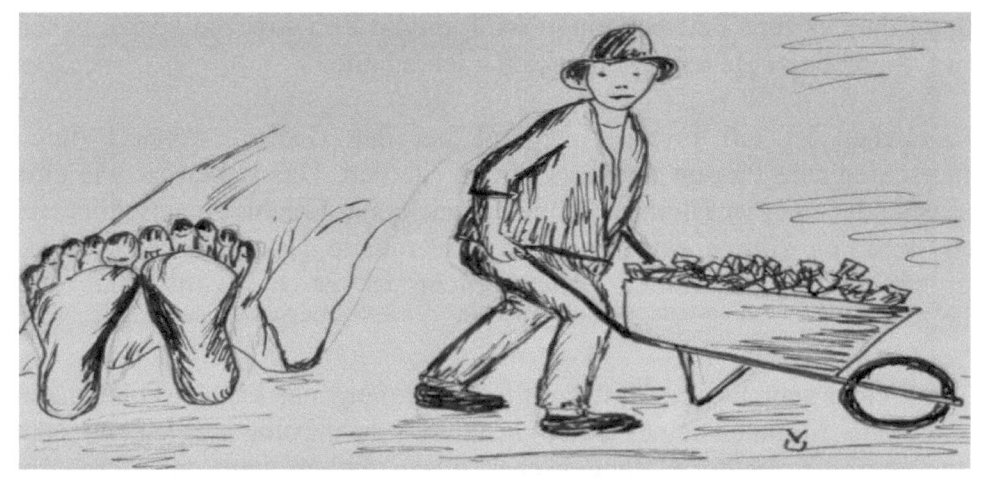

Ich freue mich, dass ich immer noch am Leben bin

Jeden Tag leben: Der Mensch soll sich nicht Gedanken darüber machen, wie lange er leben wird. Diese Antwort hat kein Mensch. Er kann zu jeder Zeit und in jedem Zustand des Lebens sterben. Deshalb soll der Mensch immer in der Gegenwart leben und versuchen gut zu leben. Ursprünglich wurde daran geglaubt, dass der Tod 24mal an einem Tag kommt und aus diesem Grund wurde der Tag in 24 Stunden geteilt. Die Stunde ist gekommen, bedeutet die Zeit ist erschienen um zu gehen und deshalb lebe dein Leben, vergiss deine Sorgen.

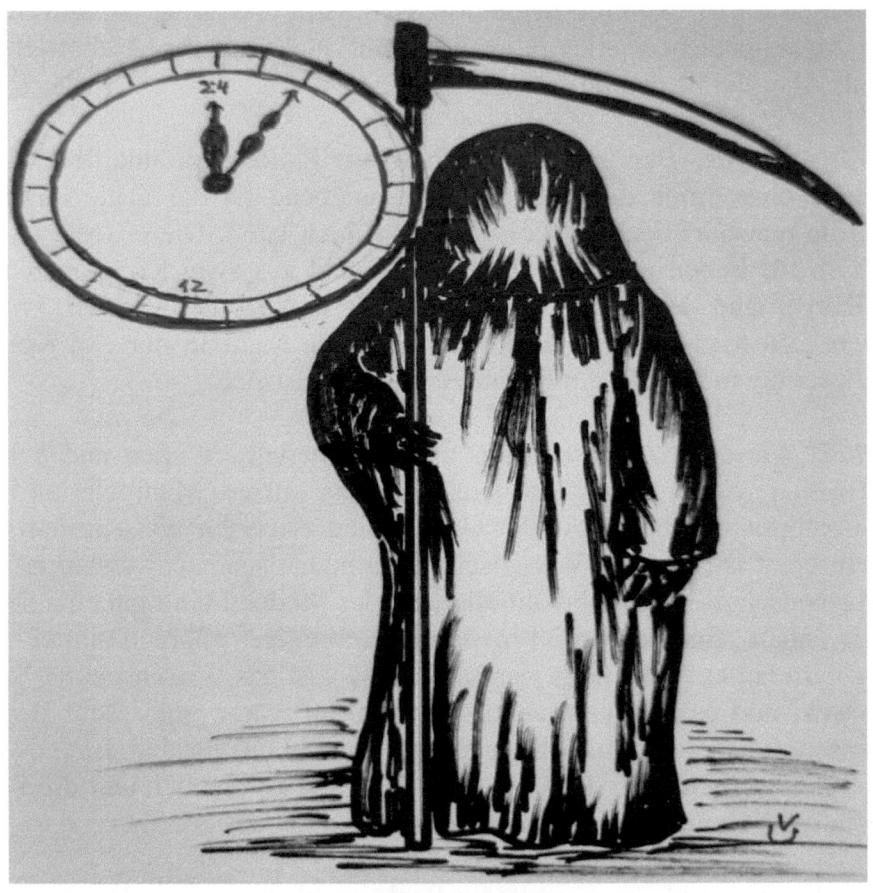

Die Stunde ist gekommen

Die Seele

Die Seele ist weder ein Organ noch eine Art Energie, die durch den Stoffwechsel zustande kommt. Was ist die Seele - darüber gibt es keine wissenschaftliche oder medizinische Beschreibung, aber die Mediziner stellen einen Totenschein darüber aus, dass der Mensch gestorben ist. Nur anhand der Tatsache, dass das Herz nicht mehr schlägt, ist der Mensch nicht mehr am Leben. Dies ist keine ausreichende Erklärung dafür, dass der Mensch tot ist. Weil die Seele praktisch nicht beweisbar ist, wird diese in der Medizin nicht anerkannt, es wird sich nicht mit ihr beschäftigt, sie wird als Aberglaube degradiert und abgelehnt.

Der Vorgänger des Begriffs Wissenschaft war Philosophie und dort wurde die Seele ohne Ende definiert. Dementsprechend ist die Seele eine Art Kraft, die man nicht sehen, messen oder fühlen kann. Diese Seele ist ein Synonym für Leben und aktives Leben besteht aus zwei Komponenten – dem Körper und der Seele. Wenn die Seele den Körper verlässt, ist der Mensch gestorben. Leider erkennt die moderne Medizin nur den Körper, weil dieser die materielle Anwesenheit bestätigt.

Das Wort Wissenschaft besteht aus zwei Wortteilen - Wissen und Schaft. Es ist genau wie das Wort Machenschaft, das Intrige, Manipulation oder Machtmanipulation bedeutet. Der Unterschied zwischen Wissenschaft und Machenschaft ist, dass die Wissenschaft mathematisch nachweisbar ist und die Machenschaft nicht. Obwohl allein in der Medizin ein mathematischer Beweis nicht funktioniert. Ein weit verbreiteter Spruch unter den Medizinern lautet: "Wer heilt, der hat Recht" - ist das Wissenschaft? Wenn man etwas und es ist egal was es ist, schaffen würde unter dem Begriff Wissenschaft einzuordnen, wird es hochheilig und unantastbar. Irgendwann wird die Wissenschaft in der Lage sein das Tabu zu brechen und die Seele zu definieren. Dann wird ein neuer Bereich des Lebens geöffnet.

Um am Leben zu bleiben, muss die Seele gepflegt werden. Die Seele ist eine unsichtbare Energie, die uns immer und überall begleitet. Weil die moderne Naturwissenschaft die Seele nicht beschreiben kann, soll sie auf gar keinen Fall als vulgär bezeichnet werden. Selbst in der Physik gibt es viele Fragen, auf die der Mensch keine Antworten hat. Es ist die Aufgabe, die Seele immer zu pflegen, zu hegen und nicht zu verletzen, weil die Seele im wahrsten Sinne das A und O des Lebens ist. Suchen Sie Ihre Seele in sich selbst und Sie werden sie finden, aber Sie müssen vollstes Vertrauen haben. Schließen Sie eine feste Freundschaft mit Ihrer Seele, so werden Sie nie allein sein.

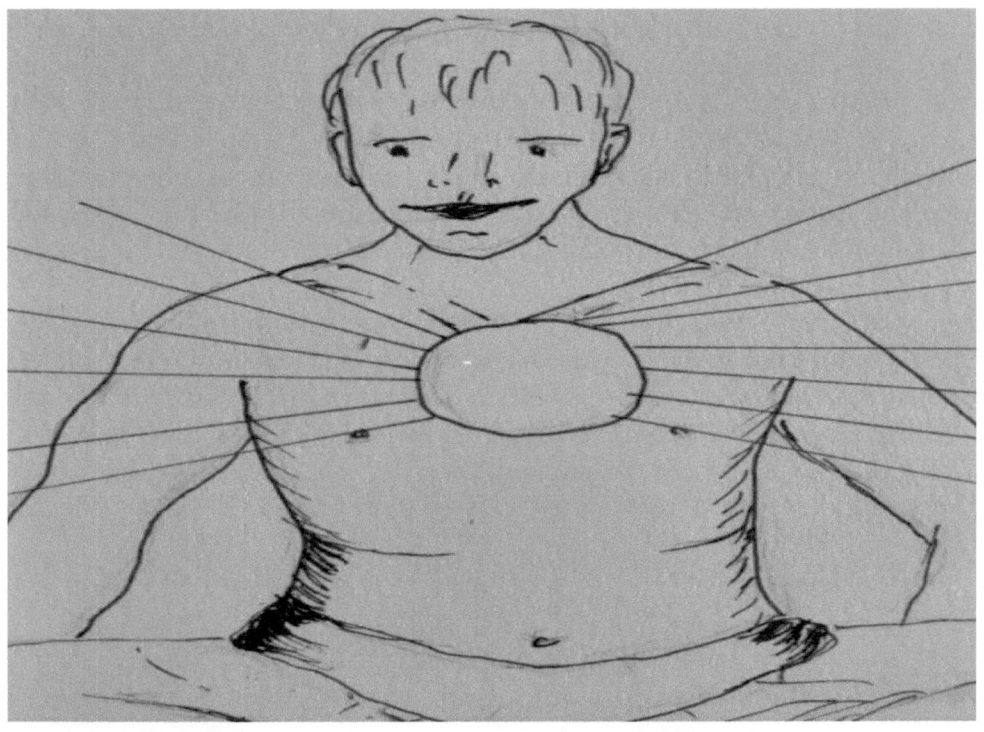

Die Seele

Älter werden mit Erweiterung von Zahlen

Die einzelnen Zahlen bestehen aus 1 bis 9 und danach werden sie ab der Zahl 10 zweistellig. Dies liegt daran, dass der Mensch insgesamt 10 Finger an beiden Händen besitzt. Aber er besitzt insgesamt auch 10 Finger an beiden Füßen, die Zehen genannt werden. Die ursprüngliche Zählung hatte die Finger an den Füßen ignoriert und nicht mitgezählt. Aus diesem Grund ist die erste zweistellige Zahl bei 10 stehen geblieben.

Nicht nur in den alten Zeiten, sondern auch heute werden oft noch Menschen mit Behinderungen ignoriert. Ein Beispiel: Ein Mensch wird ohne Hände, aber mit Füßen, geboren. Wenn dieser Mensch sich entwickelt, benutzt er die sogenannten Zehen als Finger und erledigt so alle möglichen Aufgaben. Er kann damit einen Stift festhalten, schreiben, das Steuerrad lenken um Auto zu fahren oder mit einem Löffel die Suppe aus einem Teller schlürfen – also, die Zehen an den Füßen sind auch Finger.

Zehn mal zehn Finger der Hände ergeben die erste dreistellige Zahl, die 100. Deshalb setzen sich viele Menschen das Ziel hundert Jahre alt zu werden. Dieses Zahlensystem ist falsch und sehr alt. Jetzt ändern wir das Zahlensystem und erweitern die einzelnen Ziffern bis auf 20, die die Finger unserer Hände und Füße zusammen ergeben. Wir zählen die einzelnen Finger von den beiden Händen als 1, 2, 3, 4, 5, 6, 7, 8, 9, 10 und für die Füße als M, N, P, R, S, T, U, V, W, Y.

Hier werden die Zahlen als Beispiel wie folgt aussehen:
1, 2, 3, 4, 5, 6, 7, 8, 9, 10
11, 12, 13, 14, 15, 16, 17, 18, 19, 20
21, 22, 23, 24, 25, 26, 27, 28, 29, 30
31, 32, 33, 34, 35, 36, 37, 38, 39, 40
41, 42, 43, 44,45, 46, 47, 48, 49, 50
51, 52, 53, 54, 55, 56, 57, 58, 59, 60
61, 62, 63, 64, 65, 66, 67, 68, 69, 70
71, 72, 73, 74, 75, 76, 77, 78, 79, 80
81, 82, 83, 84, 85, 86, 87, 88, 89, 90
91, 92, 93, 94, 95, 96, 97, 98, 99, M0
M1, M2, M3, M4, M5, M6, M7, M8, M9, N0
N1, N2, N3, N4, N5, N6, N7, N8, N9, P0
P1, P2, P3, P4, P5, P6, P7, P8, P9, R0
R1, R2, R3, R4, R5, R6, R7, R8, R9, S0
S1, S2, S3, S4, S5, S6, S7, S8, S9, T0
T1, T2, T3, T4, T5, T6, T7, T8, T9, U0
U1, U2, U3, U4, U5, U6, U7, U8, U9, V0
V1, V2, V3, V4, V5, V6, V7, V8, V9, W0
W1, W2, W3, W4, W5, W6, W7, W8, W9, Y0
Y1, Y2, Y3, Y4, Y5, Y6, Y7, Y8, Y9, 100

Die obige Zahlenerweiterung zeigt, dass die gegenwärtige Zahl 100 auf 200 erweitert wird. Die erste dreistellige Zahl beinhaltet jetzt 200 Zahlen. Also kann man jetzt einfach die neue dreistellige Zahl als Ziel setzen und anstatt einhundert, zweihundert Jahre alt werden. Die Vorstellung 100 auf 200 erweitern zu können, kann je nach Wunsch auf mehrere hundert ausgedehnt werden, aber die Frage ist, wollen Sie so alt werden?

Das Zahlensystem ist von Menschen erfunden worden und ist kein Naturgesetz. Der Mensch mit seiner schulischen Bildung hatte das Alter an dieses Zahlensystem gekoppelt. Menschen, die sich mit diesem Zahlensystem nicht identifizieren, leben wahrscheinlich besser, weil sie sich nicht die Gedanken um ihr Alter machen müssen. Außerdem achten

Krankheiten nicht auf Zahlen und der Tod kann zu jeder Zeit und in jedem Alter kommen.

In einer organisierten Gesellschaft wird es schwierig das eigene Alter zu vergessen. Die Mitmenschen und das System werden immer wieder das Alter in Erinnerung rufen. Eine Reform des Zahlensystems könnte vielleicht behilflich sein um noch älter zu werden als das gegenwärtige Durchschnittsalter. Nicht nur eine rein theoretische Möglichkeit ist dafür vorhanden, sondern es handelt sich hier um eine praktische Erfahrung, wobei der Naturmensch ein Durchschnittsalter von nur 24 Jahren hatte, weil er die Zahl 100 nicht kannte.

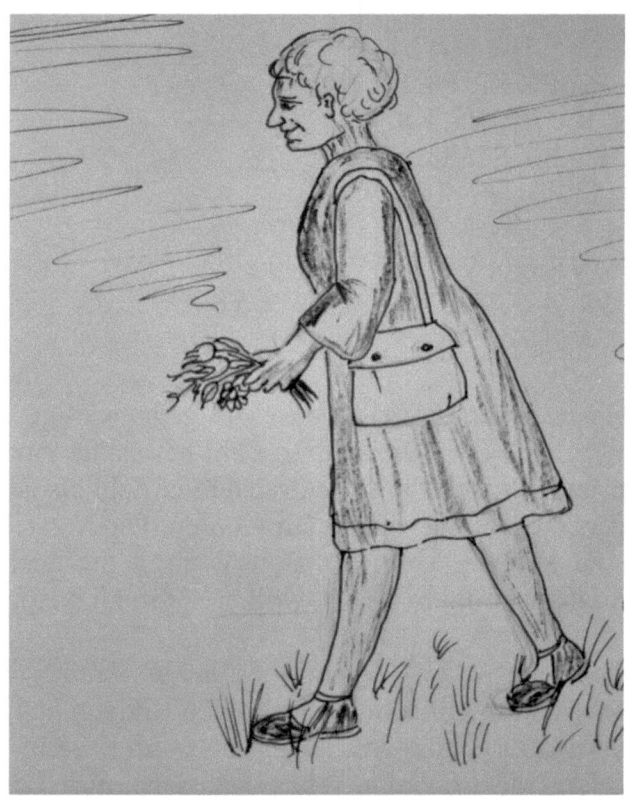

Sie ist 97, aber hat vor mehr als Y9 Jahre zu leben